「毛細血管」を鍛えて
免疫力を上げ
病気を防ぐ

●はじめに

生活習慣を少し変えるだけで毛細血管は復活する

みなさん、こんにちは。大阪大学微生物病研究所情報伝達分野教授の髙倉伸幸《たかくらのぶゆき》です。ずいぶんと長い肩書で、またページをめくると、何やら難しそうな専門用語が並んでいますが、ご安心ください。この本は難しい本ではありません。

本書は「免疫力《めんえきりょく》をアップさせ、老化を防ぎ、日々を健康に過ごす！」ための本です。

そのために、何をやるのか？

その答えは、「毛細血管を鍛える！」になります。

私が毛細血管について研究するようになったのには、あるきっかけがあります。

現在、研究職に就《つ》いていますが、それまで私は血液の研究をしながら血液・腫瘍《しゅよう》内科で臨床医をしていました。ところが、優《すぐ》れた薬効をもつ抗がん剤を用いても、患者さんによってはあまり効果がないという状況が見受けられ、ひとつの疑問に突き当たったのです。

「原因は抗がん剤ではなく、抗がん剤を届ける環境にあるのではないか？」

抗がん剤は注射や内服によって投与しますが、最終的には毛細血管（がん組織内の血管はほとんどが毛細血管）を経《へ》て、がん細胞に届けられます。ですから、抗がん剤を届ける環境＝毛細血管に、何らかの問題があるのではないかと考えたのです。

そこで、がん組織内の毛細血管を調べることにしました。すると、がん組織内の毛細血管は未成熟で本来の機能を果たしておらず、酸素が届かず、がん細胞がどんどんと悪化していく原因となっており、抗がん剤を細胞に届けることができないということがわかってきました。さらに調べていくと、がんではない人の体内にも同じように、「血管として見えていながらも、本来の機能を果たしていない毛細血管」が存在することがわかったのです。なお、このような血管については、1970年代から論文で報告されています。※1

私はこういった毛細血管を「ゴースト血管」と名づけました。ここでのゴーストは幽霊の意味ではありません。街はあっても人が住み着いていない、「ゴーストタウン」の「ゴースト」です。血液の流れていない組織はまさしくゴーストタウン状態で、そのような状態の原因となっている無機能な血管を「ゴースト血管」と呼んだのです。

毛細血管のゴースト化は加齢とともに進み、酸素や栄養素を運び老廃物を回収するという、血液の本来の働きが失われていきます。糖尿病、高血圧といった生活習慣病を悪化させ、認知症、骨粗《こつそ》しょう症、肝硬変や腎疾患《じんしっかん》などの引き金になり、私たちをからだの内側から、さらには肌や毛髪といった「見た目」という外側も老化させ、多くの悪影響を与えるのです。

また、毛細血管と似た構造をもち、毛細血管と密接な関係にある血管「細静脈《さいじょうみゃく》」は、免疫力を支える重要な役割を果たしています。この細静脈がゴースト化すると免疫力は低下してしまいます。

くわしくは後の章に譲りますが、このように、毛細血管と、生活習慣病や深刻な加齢関連疾患、免疫力、アンチエイジング（抗加齢）は、切っても切れない関係にあるのです。

さて、冒頭から多少、専門的な話になってしまいましたが、みなさんが気にしているのは、以下のことではないでしょうか。

◎ゴースト化してしまった毛細血管は、復活できるの？
答えは「できる」です。

◎毛細血管の復活は、何歳からでも可能なの？
この疑問に対する答えは「可能」です。

◎では、毛細血管の復活のために、何を心がければいいの？
答えは「食事・運動・自律神経の調整」です。

食事・運動・自律神経の調整を心がければ、ゴースト化した毛細血管を活性化・復活させられます。そして、免疫力のアップにつながり、認知症や糖尿病、高血圧、骨粗しょう症などのリスクを下げることできる。さらには、ツヤのある肌や豊かな毛髪を取り戻すことも夢ではありません。このように、からだのなかから、そして「見た目」という外側からも若返ることができるのです。

また、元気な毛細血管を取り戻すことは、現在、世界的に流行する新型コロナウイルスにも有効なのです。

しかも、特別なものは何も必要ありません。高価な食材も、体力を求められるつらい運動も、難しそうな自律神経へのアプローチなども必要ないのです。

ただし、漠然《ばくぜん》と食事や運動をするのでは、毛細血管は復活しません。そこには、ちょっとした「生活習慣」が求められます。その「生活習慣」ついて、本書では医学的・科学的エビデンス（根拠）をまじえ解説しています。

最後に血管のゴースト化の簡単な自己診断も紹介しています。みなさんの「血管の老化」のチェック表も用意しました。20の項目のうち、いくつ当てはまるでしょうか？「これはマズい！」と、危機感に襲われた方もいるかもしれませんね。ですが、安心してください。
ゴースト化した毛細血管は、何歳からでも復活できるのです。

血管のゴースト化自己診断

爪の色は、爪の下の毛細血管が透《す》けて見えるために赤味がかっています。ここで紹介するのは、それを利用した検査方法で、医療の現場でも用いられています。②でパッと離して、２～３秒で赤味が戻らないようでしたら、毛細血管の状態がよくなく、血流が悪いと考えられます。

❶ 人差し指の爪の部分を、反対の親指と人差し指でギュッ！とつまむ

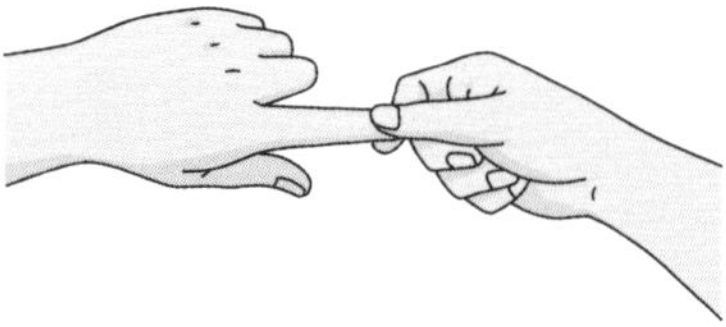

❷ つまんで５秒ほどしたらパッと離す

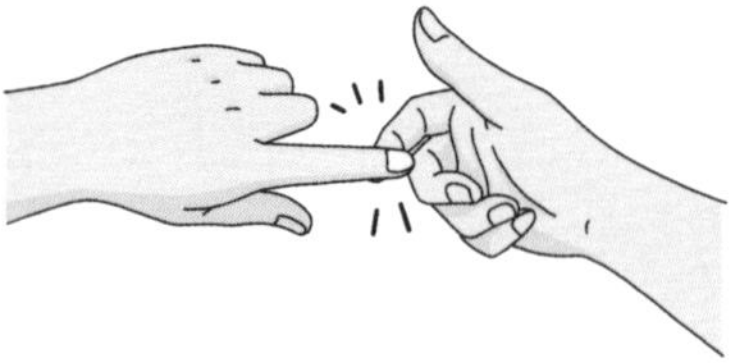

※ここで紹介したチェック方法で得られる結果は、あくまでも目安となります

「毛細血管」を鍛えて免疫力を上げ病気を防ぐ【目次】

【はじめに】生活習慣を少し変えるだけで毛細血管は復活する　3
血管のゴースト化自己診断

第1章 ウイルスとの戦いも免疫力も毛細血管がカギを握る！

新型コロナウイルスのターゲットもゴースト血管だった！　16
感染症の治療薬やワクチンと毛細血管の関係は？　18
新型コロナウイルスから身を守るために、今できること！　20
肺の毛細血管のゴースト化でウイルスや細菌が侵入する　22
免疫力を支える免疫細胞と血管の密接な関係とは　24
免疫力アップのカギを握る「細静脈」とは、どんな血管？　26
感染症を予防するためのやってはいけない生活習慣　28

第2章 毛細血管を鍛えれば「若さ」を取り戻せる!

最新の医学が解き明かす「人は毛細血管とともに老化する」 32
動脈・静脈と毛細血管 その構造とは、役割とは 34
なぜ、加齢とともに毛細血管が「ゴースト化」するのか 38
食事・運動・自律神経の調整で毛細血管が復活、人は若返る 42

第3章 おいしく食べて「血管力」をアップさせる!

栄養バランスのいい「正しい食事」が血管力を上げる 46
糖質/タンパク質/脂質/ビタミン/ミネラル/食物繊維
「腹八分目」を意識してゆっくり噛み味わうのが効果的 54
糖質はカットしすぎもNG! ほどほどのバランスを知る 56
塩分控えめでもおいしく調理し血管をしなやかにする 58
「うま味」成分で塩分控えめでもおいしく/血圧を下げる酢を効果的に使う/
減塩でもスパイスで味を引き立てる/カリウムで塩分を排出し血圧を下げる
「からだによい油」を取れば血管はしなやかになる 65

血管を強化するTie2分子を食生活で活性化させる　68
Tie2分子をシナモンで活性化／「島コショウ」ヒハツで毛細血管を安定化／ルイボスティーで血管が若返る／山菜ウコギも効果的！和のレシピで血管を強化

第4章 今日から実践するかんたん運動で血管強化！

有酸素運動と下半身の筋トレで血流をアップさせ脱ゴースト血管　82
かんたん筋肉ストレッチ
1日20分のウオーキングで血管をしなやかにする　88
1日ふたつの「お手軽運動」で静脈のポンプ機能が向上　90
かかと上げ下げ運動／「ながら」かかと上げ下げ運動／その場スキップ
下半身の筋トレで何歳からでも筋肉量をアップ！　94
スクワットで筋肉をまとめて鍛える／ステーショナリーランジで筋肉を鍛える／ヒップリフトで大臀筋を鍛える／フロントランジで筋力をさらにパワーアップ
血管マッサージで血管を刺激し血流をアップ！　102
腕のマッサージ／指のマッサージ／足のマッサージ／頭のマッサージ

第5章 自律神経を整えれば血流が改善、免疫力も上がる！
加齢による交感神経の乱れが血流悪化と免疫力の低下を招く 108
腹式呼吸で自律神経を整える／片鼻呼吸法で副交感神経を活性化
太陽光で体内時計をリセット 自律神経を整える 114
全身伸ばし体操
ぬるめのお湯の半身浴でからだのすみずみまで温める 118
手足グーとパー体操
「怒り」を手放し「笑顔」の力で副交感神経をアップ 120
良質な睡眠のための食材と寝る前のおすすめ習慣 122
全身伸ばし脱力体操

第6章 毛細血管の「ゴースト化」がからだを蝕んでいく！
最新の医学で判明したゴースト血管と認知症の関係 126
ゴースト血管が「国民病」糖尿病の引き金になる 128
ゴースト血管が悪循環を招き高血圧を助長する 130

骨が生まれ変われず骨粗しょう症の危険性大 132
「健康と抗加齢の中枢」腎臓もゴースト血管で機能に障害！ 134
日々、感じる体調不良にも毛細血管と自律神経が関係 136
抗がん剤が効かないのはゴースト血管が原因だった！ 138
まだあるゴースト血管の弊害と疾病やからだへの悪影響 140

第7章 肌に髪の毛の老化もゴースト血管が原因！

毛細血管の老化が見た目の老いの「格差」を生む 144
「見た目の老い」を左右する肌と毛細血管の関係とは？ 146
シミ・しわ・たるみもゴースト血管が原因だった 148
毛細血管の劣化が招く薄毛 脱ゴースト化で髪の毛を健康に 152

【おわりに】「生活処方」を取り入れて薬に頼らない健康づくり 155

カバーデザイン◎三田村邦亮／人物イラスト◎うおなてれぴん
臓器イラスト・DTP◎m・i工房／編集協力◎スタジオ・ジップ 川﨑敦文

血管の老化チェック表

□血縁者に心筋梗塞、脳卒中、狭心症を患った人がいる

□血糖値が高い

□血圧が高い

□コレステロール値が高い

□昔よりも太った

□睡眠時間が短い

□頭痛や肩こり、腰痛を慢性的に患っている

□肌がよく乾燥する

□シミやしわが増えた

□髪にハリやツヤがない

□手足の指先が冷える

□傷の治りが遅い

□足がよくむくむ

□運動をほとんどしない

□早歩きや階段を上る際にどうきや息切れがする

□肉や揚げ物をよく食べる

□インスタント食品や菓子類をよく食べる

□お酒をよく飲む

□タバコを吸っている

□イライラすることが多い

※当てはまる項目が多いほど、血管の老化が進んでいる可能性が高い

第1章

ウイルスとの戦いも免疫力も毛細血管がカギを握る！

新型コロナウイルスのターゲットもゴースト血管だった！

２０２０年に世界を震撼《しんかん》させた新型コロナウイルス感染症では、心臓病、糖尿病、高血圧など基礎疾患がある人の重症化のリスクが高いとされていますが、それについて、スイスの研究グループが、重症化した患者の臓器の病理解析を行っています。

すると、まず肺のみならず、腎臓《じんぞう》や小腸など多くの臓器の血管で炎症が観察されました。電子顕微鏡でさらにくわしく観察すると、血管に炎症が生じているところでは、血管の内側をつくる細胞の「血管内皮細胞《けっかんないひさいぼう》」にウイルスが感染し、ウイルスがびっしりと細胞内に増殖していることが判明したのです。

新型コロナウイルスは、細胞膜に発現するタンパク質「ＡＣＥ２《エースツー》」を使って、細胞のなかに入っていきます。このＡＣＥ２は、肺のみならず、消化管、臓器、血管にも幅広く発現しています。空気とともに取り込まれたウイルスは、肺の奥にある小さな袋「肺胞《はいほう》」（22ページでくわしく説明）の細胞にあるACE2を入り口とします。そして、スイスの研究グループの病理解析の結果から考えられるのが、基礎疾患がある重症患者の血管にACE2が強く現れる可能性です。

いっぽう、高齢者や基礎疾患を有する方は、毛細血管のゴースト化（血管として見えているが、本来の機能を果たしていない状態）が高い頻度《ひんど》で生じていると考えられます。つまり、ゴースト血管はウイルスのターゲットとなっており、高齢者、基礎疾患を有する患者の重症化と関係している可能性が高いのです。先述のスイスのグループも、ウイルスが弱っている血管に感染することを示しています。

ところで、ウイルスが血管をターゲットにするのは、新型コロナウイルスに限るわけではありません。過去、エイズウイルスなども血管内皮細胞から侵入することが解明されています。また、近年、アフリカで猛威をふるったエボラ出血熱の死に至る原因は、消化管の毛細血管から血液が過剰に出ることによるものです。

新型コロナウイルスに負けないためにも、つねに血管を健《すこ》やかに維持し、ゴースト血管を修復していくことは、私たちにとって、とても重要なのです。

感染症の治療薬やワクチンと毛細血管の関係は？

人に感染するコロナウイルスは、これまでに6種類が発見されています。そのうち4種類は風邪の原因となるウイルスです。それ以外の2種類は重症化するウイルスとして認識された、SARS《サーズ》（重症急性呼吸器症候群）とMERS《マーズ》（中東呼吸器症候群）でした。

ところで、新型コロナウイルスの患者には、インフルエンザ感染症やエボラ出血熱に対する治療薬が有効である可能性があり、それらの薬の臨床治験が進められています。それは3つのウイルスが、「RNAウイルス」と呼ばれるものだからです。

RNAはDNAと同じく、遺伝情報を司《つかさど》る物質です。このRNAウイルスが人の細胞のなかに侵入すると、細胞のなかでたくさんのRNAをつくり、自分を包み込む膜《まく》も産生し、ウイルスを増加させます。

RNAがつくられるときには、「RNAポリメラーゼ」という酵素《こうそ》が重要な役割を果たします。体内ではさまざまな化学反応が起きていますが、酵素は、そういった化学反応の速度を速める働きをするタンパク質です。

インフルエンザやエボラウイルスと類似したRNAポリメラーゼをコロナウイルスも利用するので、これらのウイルス感染の治療薬が有効と考えられるのです。今後は、さらに新型コロナウイルスに効《き》く薬が開発される可能性があります。

また、感染症の治療薬として期待がもたれているのがワクチンです。ウイルスを攻撃する物質（抗体）を体内につくることができれば、予防的効果が期待できます。

いっぽう、ウイルス感染で重症化する原因のひとつが、血管の炎症です。抗IL6抗体という組織の炎症を抑える治療薬も使用されつつありますが、毛細血管の炎症を防ぐことが、重症化の抑制に有効と考えられます。毛細血管の安定化や炎症の鎮静化においては、「Tie2（タイツー）受容体活性化製剤」という薬に期待がもたれていて、製薬化も進みつつあります。

なお、Tie2に関しては、後の章でくわしく紹介します。

新型コロナウイルスから身を守るために、今できること！

2020年7月の段階で、新型コロナウイルスに対する特効薬はありません。そのため、私たちは病院からの処方ではなく、「社会的処方」や「生活的処方」でウイルスに立ち向かうしか打つ手はありません。

新型コロナウイルスは、くしゃみやせきをしたときに出る飛沫《ひまつ》内のウイルスで感染します。社会的処方としては、ソーシャル・ディスタンス（人と人との距離を空《あ》けること）が何より重要です。握手やハイタッチにも注意を払い、エレベーターなど狭《せま》い空間に入り込むときには、人の数に気をつける必要があります。人通りのない場所では不要だと思いますが、人が多いときなどはマスクをつけたほうが安心でしょう。

また、社会的処方として私が期待するのが、「加齢や生活習慣により、未病の状態でありながら、毛細血管がダメージを受けている」という認識が、みなさんのなかに根づくことです。ですから、医療機関やメディアを通じて、「毛細血管のゴースト化を改善する必要性」が広まっていくことが重要だと思うのです。

では、生活的処方はどうでしょうか？

ウイルス対策として第一にあげたいのが「洗浄」です。この新型コロナウイルスは、ウイルス粒子《りゅうし》そのものは脂質の膜でできています。石鹸《せっけん》はこの膜を壊すので、石鹸で手洗いすること、からだを洗うことはとても効果的です。

毛細血管のゴースト化を予防して、ウイルス感染を重症化させないためには、運動や良質な睡眠によって血流をうながし血管の細胞を活性化、ダメージを受けている血管を修復させること。そして、バランスのよい食事を取って血流内の過剰な糖分や脂質を抑えて、血管にダメージを与えないことなどが必要です。

夏場だと発汗などで血液がドロドロになり血管を傷つけやすいので、適切に水分を取る習慣が必要です。また、血管のゴースト化を予防する食材もあります。

運動や睡眠、食事や食材については、後の章でくわしく解説していますので、ウイルスに負けない健康体をつくるための参考にしてください。

肺の毛細血管のゴースト化でウイルスや細菌が侵入する

新型コロナウイルスによる顕著な症状が肺炎です。肺炎は多くの人々の命を奪い、あらためて、その恐ろしさが認識されたといえます。新型コロナウイルスは、飛沫、接触などによって感染が広がりましたが、ここでは、ウイルスによる空気感染がどのように行われるのか、それについてお話ししましょう。

鼻や口から吸い込んだ空気はのど、気管に入ります。気管は左右の肺のなかに入ると、二つに分かれて気管支となり、気管支はさらに分かれて、その先端には空気が入った肺胞がブドウの房《ふさ》のようについています。肺胞の直径は約200マイクロメートル（0・2ミリ）で、約5億個あるといわれています。

肺胞は弾力のある薄い壁でできており、その表面には毛細血管がびっしりと網目のように張りめぐらされています。全身をめぐった血液は、肺胞の袋に二酸化炭素をはき出します。同時に、肺胞から血液のなかに酸素が入り込んで赤血球に取り込まれ、全身の細胞に届けられます。

肺胞ではこのように、酸素と二酸化炭素という2種類の気体の交換が行われているのですが、それを円滑《えんかつ》に行うため、肺の毛細血管は血管内皮細胞に張りつくペリサイトと呼ばれる「壁《へき》細胞」（37ページのイラスト参照）の数が少ないのです。

ところが、この毛細血管が加齢や劣悪《れつあく》な生活習慣でゴースト化してしまうと、もともと少ない壁細胞がさらに減ってしまうために血管が弱くなり、バリア機能が低下してウイルスや細菌が入りやすくなります。

肺炎は日本人の死因の第5位を占めるほど、危険な疾患《しっかん》です（２０１８年 厚生労働省）。しかも、肺炎の死亡者のうち、98パーセント近くが65歳以上というデータもあります。やはり、加齢で免疫力が落ちているために、加速度的に悪化してしまうのでしょう。その原因としてもっとも多いのが、加齢関連疾患とされている肺炎球菌感染症です。また、肺のゴースト血管がＡＲＤＳ（急性呼吸窮迫症候群）など多くの肺の疾患にかかわっていると、私は考えています。

免疫力を支える免疫細胞と血管の密接な関係とは

感染症との戦いでカギを握るのが免疫力《めんえきりょく》です。そして、ひと口に「免疫」といっても、大きく「自然免疫」と「獲得免疫」に分けることができます。

自然免疫は、皮膚《ひふ》や肺などに侵入してきた細菌をいち早く殺しにいく免疫で、白血球の一種で、細菌など異物を食べる能力が高い免疫細胞の「マクロファージ」などが、感染症を未然に防いでいます。いっぽうで、免疫細胞に認識されない、あるいは抵抗するような手強《てごわ》い相手に対して働くのが、白血球のなかのリンパ球系の獲得免疫です。

獲得免疫で働くリンパ球には、T細胞とB細胞の2種類があります。T細胞にはヘルパーT細胞とキラーT細胞があり、マクロファージからの情報で外敵の侵入を知ったヘルパーT細胞は、キラーT細胞とB細胞にそのことを知らせます。それを受け取ると、キラーT細胞は外敵を直接攻撃、いっぽう、B細胞は抗体をつくり外敵を攻撃

獲得免疫のシステム

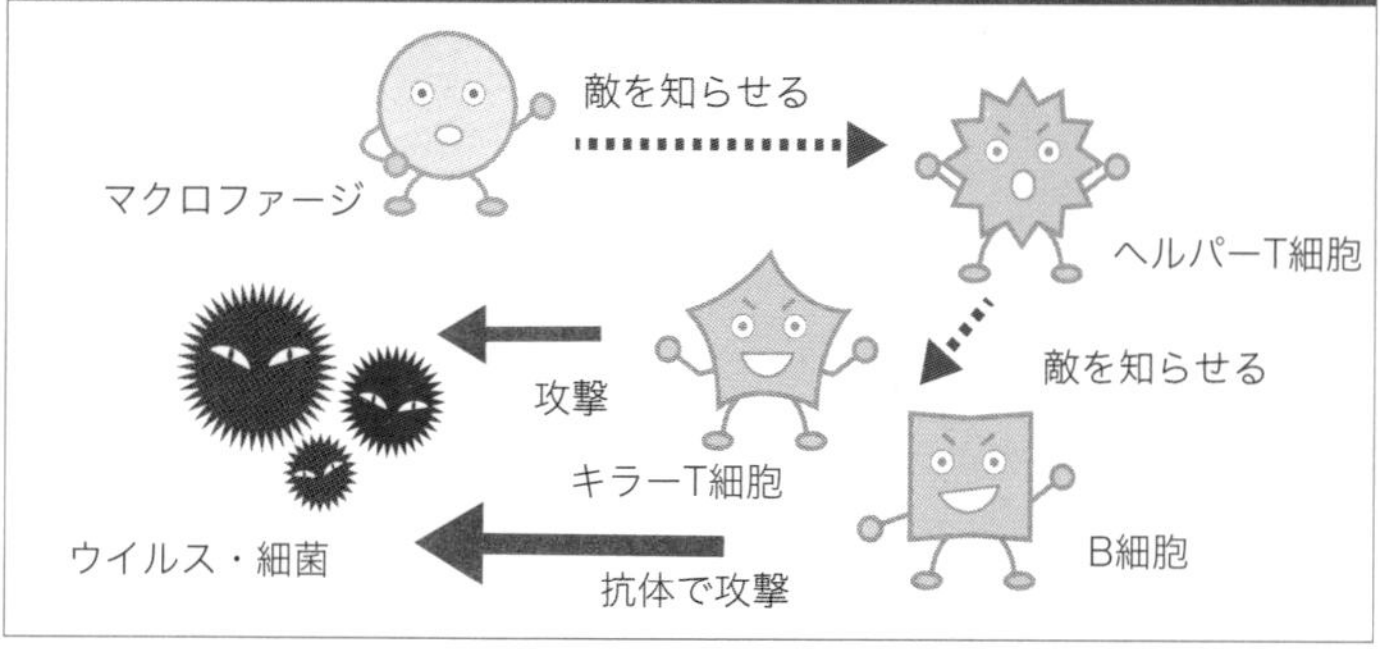

します。

　ところで、免疫細胞たちと、血管は非常に密接な関係をもちます。私たちの誕生は、受精卵の細胞分裂から始まります。その過程で、共通の祖先といえる細胞から、血液細胞（免疫細胞はその仲間）と血管内皮細胞が分化するのです。

　免疫細胞が体内の情報を集め、全身の血管の成熟を助けていることが発見されています。[※2] 逆に血管内皮細胞が、免疫細胞を安定した状態に保とうとする仕組みをもつことも確認されています。[※3]

　このように、共通の祖先から分かれてからも、免疫細胞と血管内皮細胞は親密な相互関係を保っていると考えられるのです。ゆえに、血管の強化は免疫力アップにつながるのです。

免疫力アップのカギを握る「細静脈」とは、どんな血管？

免疫細胞はつねに血管内をパトロールしています。それは私たちのからだのどこかで、絶え間なく異物からの刺激を受けているからでしょう。また、からだのなかでは、紫外線などの刺激によって、細胞の形質転換という現象が生じています。簡単にいうと、細胞の核がダメージを受けて、正常な細胞ががん細胞のようになることです。このような細胞も免疫細胞が退治、増加を防いでいます。

免疫細胞のなかで、リンパ球はリンパ節という組織と末梢《まっしょう》を行き来しています。外敵が入ってくるとリンパ節内のリンパ球は活性化し、外敵への攻撃のために血液循環を介して外敵の存在する組織をめざします。

さて、ここでリンパ節から血管に移動したリンパ球や骨髄《こつずい》から入ってくる免疫細胞は、おもに「細静脈《さいじょうみゃく》」という血管から組織に入り込みます。細静脈は毛細血管と連結している静脈で（35ページのイラストを参照）、免疫細胞は細動脈を通り、毛細血管を経て細静脈に入って、ようやく異物の存在する組織に入り込むのです。細静脈の構造は毛細血管とひじょうに似ています。くわしくは第2章で解説しますが、毛細血管は細胞に酸素や栄養素を届けるために、適度な「すき間」があります。しかし、細静脈は血管内皮細胞に接着する壁細胞の割合が高く数も多い。すなわち、毛細血管に比べると「すき間が少ない」のです。免疫細胞が毛細血管から外に出ようとすると、他の血液成分や赤血球が一緒に出てしまう現象が起きます。それは過剰な漏《も》れであり、望ましいものではありません。そのため、他の血液成分の過剰な漏れを防ぐため、免疫細胞は「すき間が少ない」細静脈を選んで末梢組織に出るのです。

いっぽう、異物に反応した細静脈は、流れてきた免疫細胞を血流に逆らって捕捉します。免疫細胞は細静脈と連携するように、血液成分が漏れないような状況を見計《みはか》らって、異物に向かって行きます。

このように、細静脈は免疫細胞をバックアップする、特殊な血管なのです。

感染症を予防するためのやってはいけない生活習慣

感染症の予防のためには、毛細血管をゴースト化させないこと、そして免疫力のアップが必要です。これらにかかわってくるのが、自律神経と毛細血管であり、その大きな障害の一つが、ストレスになります。

自律神経には、活動的になる交感神経と、リラックスする働きのある副交感神経の二つがあります。29ページの図のとおり、毛細血管と細動脈の境目では、「前毛細血管括約筋《かつやくきん》」が細動脈を取り巻いています。

ストレスを受け交感神経が高まると前毛細血管括約筋が収縮し、毛細血管への血流が減少、末梢の毛細血管に酸素が行きわたらなくなります。そして、過度のストレス環境に長く置かれると、末梢の毛細血管の酸素や栄養素が欠乏し、血管がゴースト化します。ゆえに、自律神経のバランスを整えることは毛細血管にとって重要なのです。

しかも、自律神経は免疫力にも深くかかわっています。

免疫システムで大切な役割を担うのが白血球です。白血球は、顆粒球《かりゅうきゅう》・リンパ球・単球の３つに分けられ、そのバランスが免疫機能を左右します。なかでも殺菌作用のある成分を持つ顆粒球と、前述した獲得免疫で活躍するリンパ球の割合は自律神経によって制御されており、生活リズムや季節、ストレスの有無などによって変化します。ストレスによって酸素が欠乏する、睡眠不足、不規則な生活などが習慣的に続くと自律神経のバランスが交感神経側に偏《かたよ》りがちになり、顆粒球が過剰に増えます。そのいっぽうでリンパ球は減少し、免疫力が低下してしまうのです。このように、過度のストレスは私たちにとって大敵です。

本章の最後に、感染症の予防のために避けたい、NG生活習慣をまとめました。ご自分の生活習慣と照らし合わせてみてはいかがでしょうか。

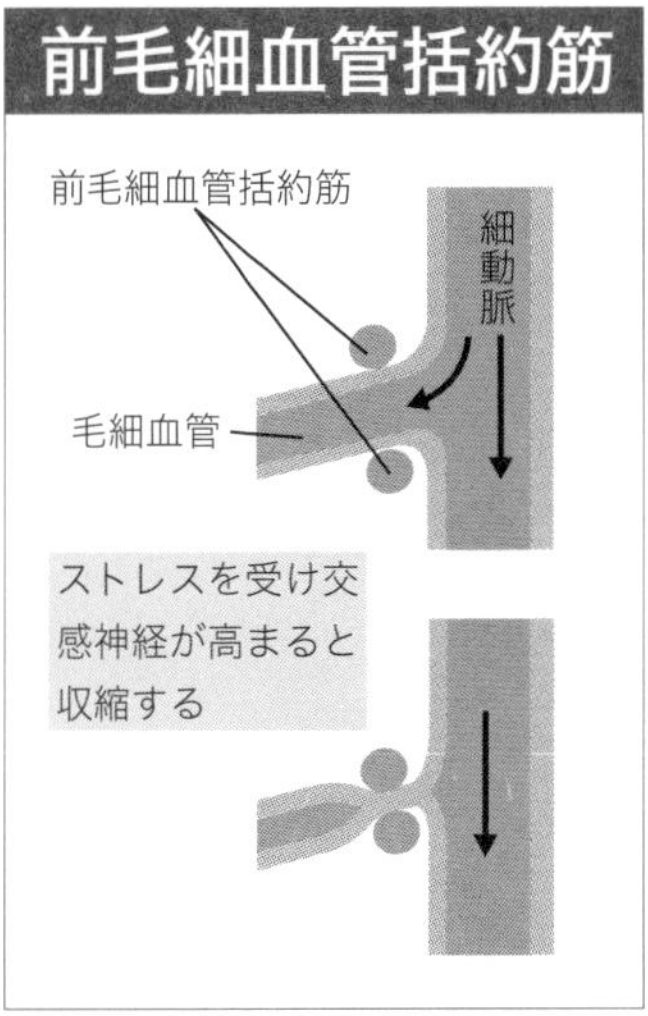

NG 不規則・偏った食生活……食べ過ぎ・飲みすぎや、脂《あぶら》っこいものが好きといったように、食生活が不規則で偏っている

NG 運動不足……筋肉を動かさないと静脈や毛細血管への刺激が足りず全身の血流が悪くなる

NG 喫煙……喫煙によって体内に入る一酸化炭素とヘモグロビンが結合し、低酸素状態になり組織細胞の全体にダメージを与える。また、ニコチンで血管が収縮して血流が悪くなる

NG 大量の飲酒……大量のアルコールで、直接的に毛細血管に障害を与える

NG 悪い姿勢……一般的に姿勢が悪いと末梢循環が悪化して、毛細血管にも悪いと考えられている

第2章

毛細血管を鍛えれば「若さ」を取り戻せる！

最新の医学が解き明かす「人は毛細血管とともに老化する」

前章では感染症と、毛細血管や免疫の関係について解説しましたが、本章では毛細血管の構造や、ゴースト化する理由などについてお話ししましょう。

19世紀の世界的な医学者のひとりに、ウイリアム・オスラーがいます。カナダ生まれのオスラー博士は現代医学の発展に多大な事績を残し、医学教育にも熱意を注《そそ》いだ人物でした。彼は多くの名言を残していますが、そのひとつが次の言葉です。

「人は血管とともに老《お》いる（A man is as old as his arteries.）」

オスラー博士は、老いとともに循環器の病気や動脈硬化のリスクが高くなることから、「人間の老化＝動脈の老化」と定義しました。ちなみに「arteries」とは動脈のこと。そして、この言葉が示すように、血管の基礎研究の対象は長きにわたって動脈系であり、毛細血管はそれらの末梢《まっしょう》組織として見られてきました。

ですが、医学の進歩は日進月歩。現代の医学ではひとつひとつの細胞単位、ひいては直径が髪の毛の約10分の1という、きわめて細い毛細血管に対する研究も進み、その構造のみならず、繊細《せんさい》な働きについても解明されるようになりました。そして近年になって、毛細血管やそれにかかわる細胞のミクロの世界に、人の生命を支える重要なやり取りがあることが、さらには、免疫や老化に深くかかわることがわかってきたのです。ですから、今、私はこう提唱したいのです。

人は毛細血管とともに老いる――。

人は毛細血管とともに老化する。これは紛《まぎ》れもない事実ですが、逆にいえば、毛細血管が復活すれば老化を防ぐことができ、また、年をとるにつれて低下する免疫力を取り戻すことができることを意味します。では、血管にはどんな種類があるのか？　それらの血管はどのような構造的な特徴をもち、いかなる役目を果たすのか？　血液循環のシステムとは？　それについて、次項でお話しするとしましょう。

動脈・静脈と毛細血管 その構造とは、役割とは

体重の約8パーセントを占める血液。血液は、酸素を運ぶ赤血球、免疫機能を担う白血球、止血作用の血小板の3種類の血球、そして栄養成分を細胞へ届け、そこで生じた老廃物を運ぶ役割の血漿《けっしょう》成分で構成されており、血液循環によって全身をめぐっています。

まず、心臓から送り出された血液は、大動脈→動脈（細い動脈は筋性動脈と呼ばれ、収縮力をもち血圧を調整する）→細動脈→毛細血管と送られ、臓器に届けられます。毛細血管によって末梢をめぐった血液は、細静脈→静脈→大静脈→心臓へと送られ、肺で酸素を受け取り、心臓へ戻ります。なお、細静脈にはリンパ球が血管外に出る門などもあり、血管の外に出たリンパ球はリンパ管を通り、静脈に戻ります。

動脈と静脈を道路にたとえるならば「幹線道路」です。ともに3層構造で、動脈は

全身をめぐる血液循環の仕組み

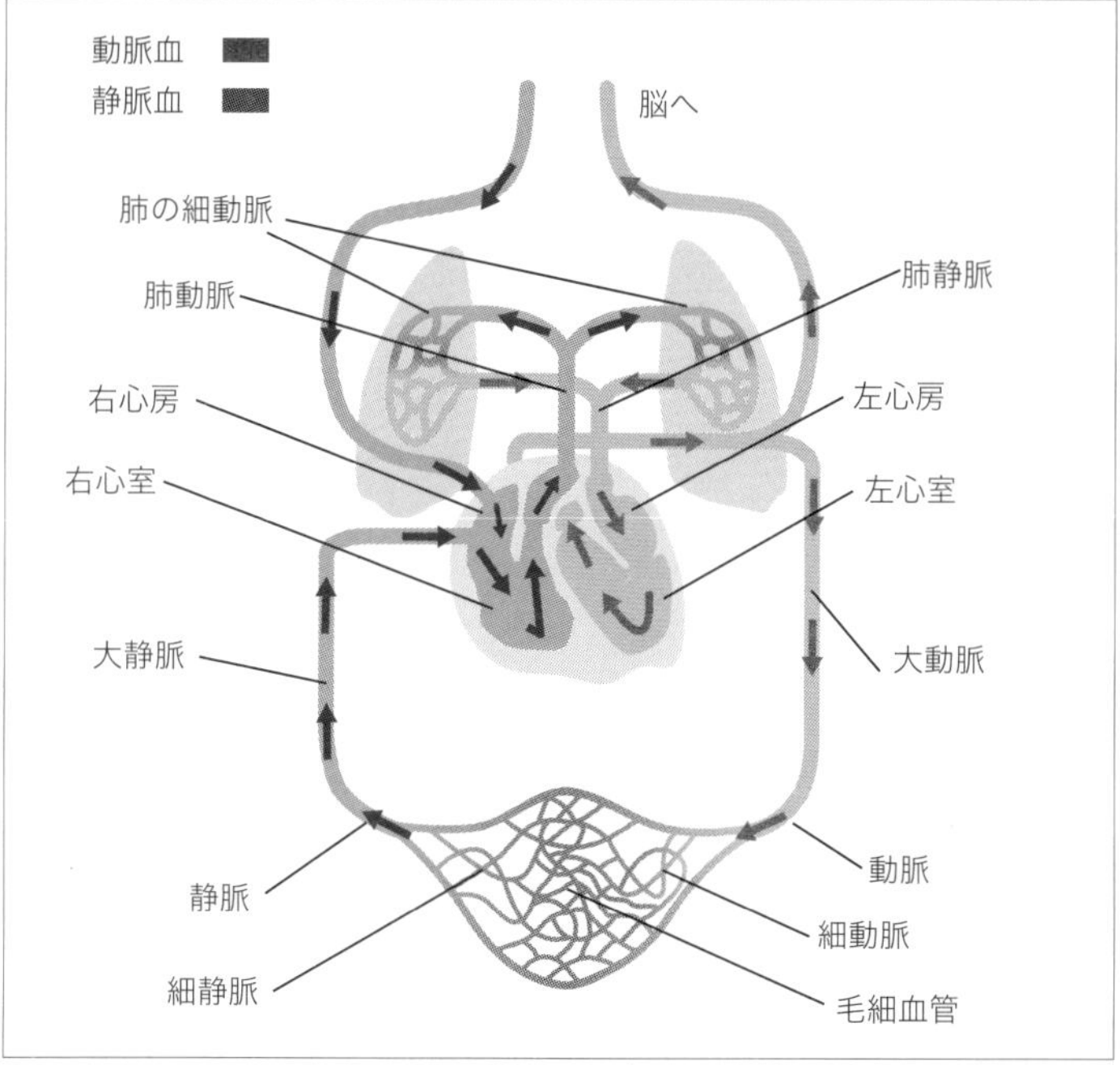

壁が厚く高い内圧に耐えることができ、静脈は動脈に比べるとかなり薄く、内側が部分的にひだ状になっており、弁の役目を果たし血液の逆流を防ぎます。また、やや拡張して出血時の血液の貯蔵も可能です。

動脈を流れる血液のスピードは速く、それに比べると静脈は血液がゆっくりと流れます。

いっぽう、動脈と静脈を結ぶ毛細血管は「街中の道」にたとえることができます。毛細血管の直径は約100分の1ミリ（毛髪の約10分の1）。全長は数千〜数万キロとされ（諸説あり）、全身の血管の95〜99パーセントが毛細血管だといわれています。毛細血管は臓器や筋肉の形状にあわせて、さまざまな形で全身に張りめぐらされています。

しかも、動脈や静脈とは異なり、毛細血管は血管内皮細胞《けっかんないひさいぼう》の1層構造で、壁細胞《へき》（ペリサイト）と呼ばれる組織が張りつき筒状を保っています。ただし、壁細胞は血管内皮細胞を完全に覆《おお》うように張りついているのではなく、次ページのイラストのように、「すき間」をともなって張りついています。

とても脆《もろ》い構造に思えるかもしれませんが、毛細血管の役割は、全身の細胞に適度な酸素や、糖や脂質といった栄養素を運び、二酸化炭素や老廃物を回収することです。よって、適度なすき間がある「脆さ」はとても大切なのです。

このように、毛細血管は最後に細胞とやり取りする、つまり酸素や栄養素を届け、老廃物を回収する重要な役目を担います。ですから、毛細血管の働きに最新の医学は注目しているのです。

動脈・静脈・毛細血管の構造

◎静脈

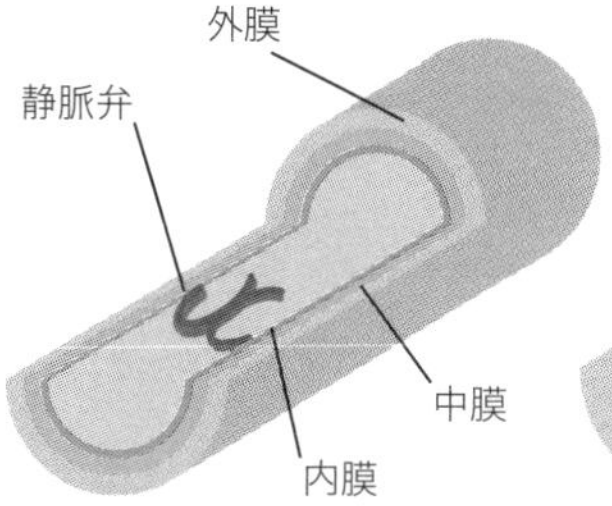

◎動脈

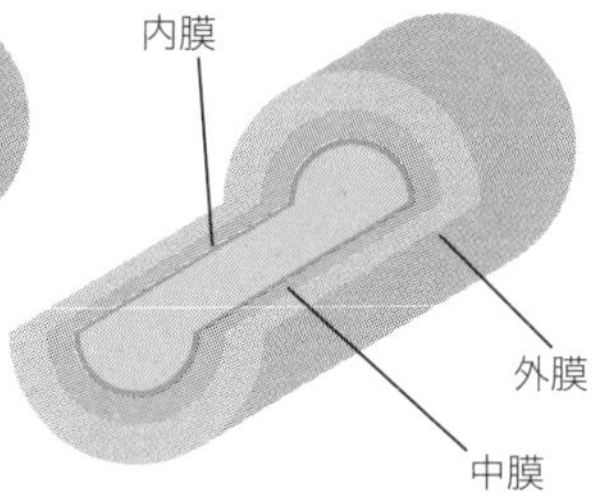

◎毛細血管

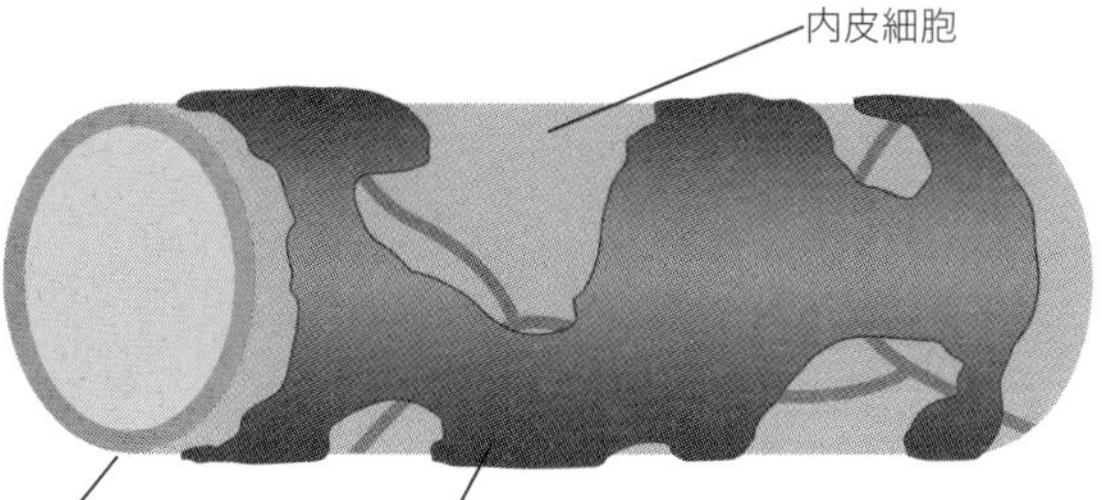

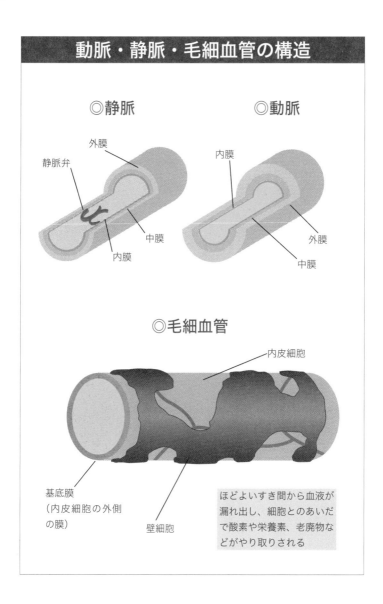

ほどよいすき間から血液が漏れ出し、細胞とのあいだで酸素や栄養素、老廃物などがやり取りされる

なぜ、加齢とともに毛細血管が「ゴースト化」するのか

動脈、静脈、毛細血管の役割や、毛細血管の構造などについてお話ししてきました。では、加齢にまかせて毛細血管を放置しておくと、なぜ血流が途絶えて「ゴースト血管」になってしまうのか？　ゴースト化する原因などについて解説しましょう。

他の臓器や組織と同様に、毛細血管の血管内皮細胞も新陳代謝を行い、新しい細胞に入れ替わっていきます。しかし、この新陳代謝の能力も加齢とともに低下します。

また37ページの図のとおり、毛細血管は血管内皮細胞と、それを補強する壁細胞で構成されています。壁細胞からは、アンジオポエチン-1というタンパク質が分泌されており、この物質が血管内皮細胞にあるTie2（タイツー）という物質を活性化させると、血管内皮細胞どうしの密着をうながすことができます。そして、血管内皮細胞と壁細胞も接着し、適度なすき間を保ちつつ血液がスムーズに流れるのです。※4

このアンジオポエチン―1も、加齢によって分泌が減少します。すると、Tie2を活性化できなくなり、壁細胞がはがれやすくなって、毛細血管が劣化し、血管内皮細胞どうしのあいだに、適度とはいえない、余分なすき間ができてしまいます。

このように、余分なすき間ができてしまうと、そこから血液が過剰に漏れ出して血流が途絶えてしまい、効率的に酸素や栄養素を運ぶことができなくなります。また、二酸化炭素や老廃物の回収も行えなくなり、それらの物質は組織に蓄積されます。このようにして、毛細血管は老化してしまうのです。

この毛細血管の老化を加速化させるのが、高血糖です。

からだのなかで過剰な糖質とタンパク質が結びつき、そこに体温の熱がくわわって化学変化が起きると、「ＡＧＥ（Advanced Glycation End Products＝終末糖化産物）」という、「コゲ（焦《こ》げ）」のような物質が発生します。このＡＧＥこそが老化の原因とされているのです。

このＡＧＥは一度蓄積されると、何十年も分解されず、からだに残ってしまうので要注意です。

血糖値が高くなるとＡＧＥが発生します。そして、毛細血管の血管内皮細胞がＡＧＥを取り込むと、「活性酸素」が大量に発生します。活性酸素は免疫機能として働きますが、大量に発生すると全身が酸化し、からだが錆《さ》びた状態になります。そして、活性酸素は壁細胞を傷つけ、すき間から血液が漏れ出してしまうのです。

ＡＧＥという「コゲ」、そして活性酸素という「サビ」。このふたつが、人間と毛細血管の老化に大きくかかわっているのです。また、高血圧や脂質異常症なども、血管にダメージを与えますが、これも毛細血管の老化といえるでしょう。

なお、高血糖というと糖尿病をイメージするでしょうが、甘いドリンクやアルコールを一気飲みすることで起きる一過性高血糖や、食べ過ぎに飲み過ぎが原因のグルコーススパイク（血糖値が急上昇および急降下すること）も、血管に悪影響を与えるので要注意です。

ところで、「毛細血管が劣化し、すき間が開いて過剰に血液が流出」と聞くと、恐ろしい感じがします。ですが、ほんとうにやっかいなのは、そうなっても自覚症状がなく、しかも全身で同時進行していくことにあるのです。

ゴースト化すると毛細血管はこんなに変わる！

◎健康な血管

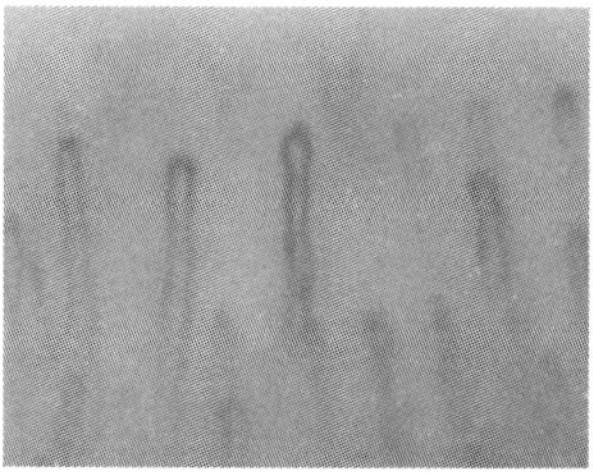

健康で安定した毛細血管は、内皮細胞と壁細胞が適度に接着している

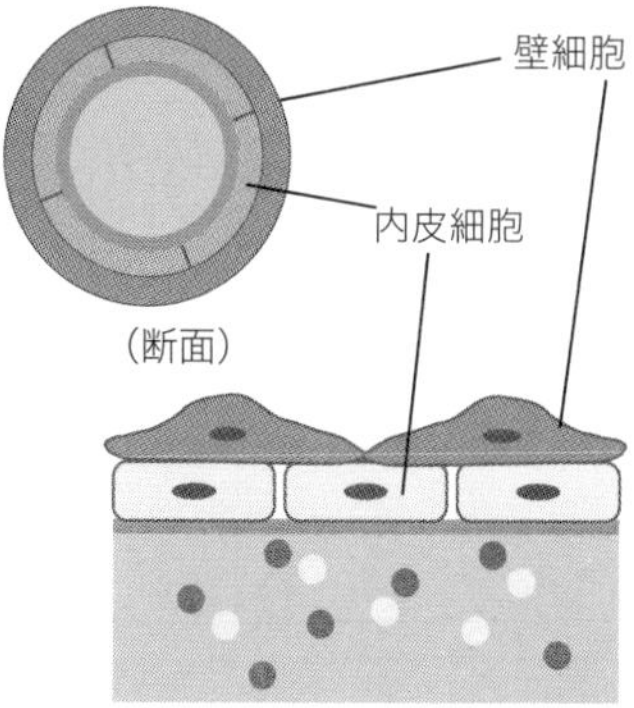

◎ゴースト化した血管

毛細血管がゴースト化すると、壁細胞がはがれやすくなり、内皮細胞どうしにすき間ができてしまう

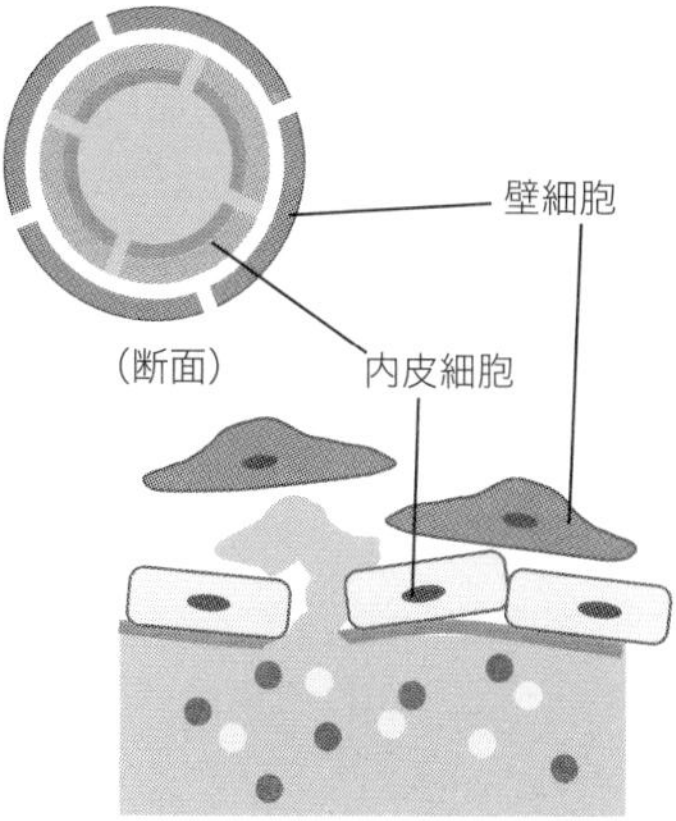

画像提供：あっと株式会社「血管美人」

食事・運動・自律神経の調整で毛細血管が復活、人は若返る

人間、生きていれば年もとるし、加齢によって毛細血管の数が減少するのも、避けられません。しかし、血管は新たに生まれてくるのです。

これは「血管新生」と呼ばれるもので、既存の血管から血管枝が分岐して、新しい血管を形成する生理的現象のことをさします。だから、この潜在力を活《い》かせるように、毛細血管に働きかけてあげればいいのです。

毛細血管を鍛《きた》え復活させると、若さを取り戻すことができます。また、糖尿病や高血圧といった生活習慣病、骨粗《こつそ》しょう症、肝硬変や腎疾患《じんしっかん》などの予防・改善につながり、しかも免疫力もアップさせて、感染症に負けないからだを手にできます。

そのために必要なのが、「食事」「運動」「自律神経の調整」です。

●食事

栄養のバランス、食事法、食材などがありますが、私がとくにおすすめしたいのが、血管内皮細胞と壁細胞の接着（41ページのイラスト参照）にかかわる物質であるTie2（タイツー）を活性化する食材です。

代表的なものに、シナモン、ルイボスティー、そして、コショウの一種のヒハツなどがあります。

●運動

これはとくに、ふくらはぎを鍛えるのがおすすめです。ふくらはぎの筋肉は「第二の心臓」と呼ばれており、筋肉の収縮・弛緩《しかん》によるポンプ運動で毛細血管に血液が流れていきます。つまり、下半身のすみずみまで血液が行きわたり、今度は上半身に流れていけば、

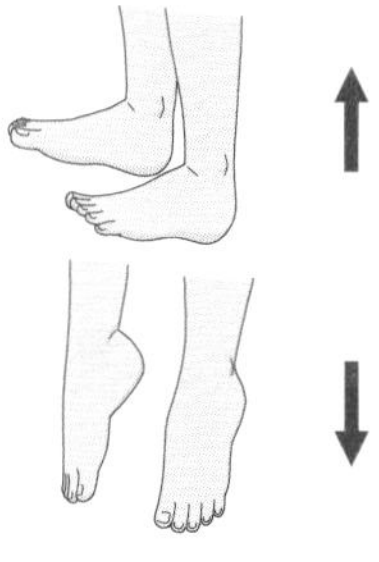

かかと上げ下げ運動

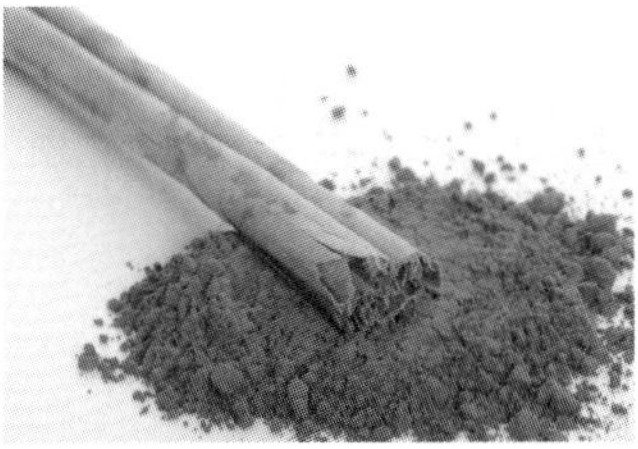

シナモン

全身の血流もよくなるのです。おすすめしたいのが、かかと上げ下げ運動です。マッサージやウオーキングなども効果的です。

●自律神経の調整

自律神経のバランスを整えるために、まずは実践したいのが、交感神経と副交感神経を交互に活性化させる「片鼻呼吸法」などの呼吸法でしょう。ほかにも、全身を伸ばすエクササイズ、半身浴なども効果的です。自律神経のバランスを整えることが、免疫力のアップにつながることを忘れてはいけません。

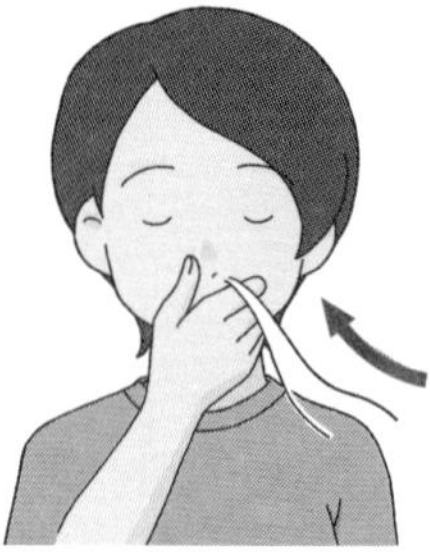

片鼻呼吸法

なお、これらの実践については、第3章から第5章で解説しています。読む順番は自由ですので、興味のある項目からお読みになってかまいません。

第3章

おいしく食べて「血管力」をアップさせる！

栄養バランスのいい「正しい食事」が血管力を上げる

近年、「○○を食べると健康になる！」といった、特定の食品が健康に直結するかのように話題として取り上げられることがあります。しかし、科学的な見地に立つと、食材の栄養や効果を正しく理解することは容易ではありません。また、発がん性などは、ある程度の期間のデータがなければ把握することはできません。ですから、特定の食材に頼る食生活は、おすすめできるものではないのです。

血管に活力を与えゴースト化を防ぐ食事――それは、いろいろな食材を組み合わせ必要な栄養素を取る、一般的によくいわれる「バランスのいい食事」です。

では、「バランスのいい食事」とは、どんな食事なのでしょうか？

たとえば、「食育」の現場にも利用される「3色食品群」というものがあります。これは、赤・黄・緑の3つのイメージカラーを使った食品分類法で、3カテゴリの食

「バランスのいい食事」の参考「3色食品群」

赤
血液や筋肉をつくるもとになる食べ物
（タンパク質が豊富）
例：肉、魚、大豆、牛乳、乳製品

緑
からだの調子を整える食べ物
（ビタミンやミネラルが豊富）
例：野菜、果物、きのこ類

黄
エネルギーのもとになる食べ物
（糖質や脂質が豊富）
例：米、パン、麺類、砂糖、油、ナッツ類

材をまんべんなく取ることを推奨《すいしょう》しており、「バランスのいい食事」の参考になります。また、「和食のほうがいいですか？」と聞かれることがありますが、私としては特定の食事のスタイルにこだわっていません。何よりも栄養のバランスを重視してください。

ところで、「3大栄養素」という言葉をご存じの方も多いでしょう。これは、糖質・タンパク質・脂質をさしますが、近年ではこれらにくわえ、ビタミンやミネラル、食物繊維も摂取すべきものとして扱われるようになりました。そこで、3大栄養素とビタミン、ミネラル、食物繊維についてと、それらを含む代表的な食材について解説しますので、「バランスのいい食事」の参考にしてください。

糖質

いわゆる炭水化物です。糖質はからだや脳を動かす、即効性の高いエネルギー源。とくに脳は栄養を蓄積できないので、つねに適切な量を摂取する必要があります。ただし、糖質を過剰に摂取してしまうとエネルギーとして使われず、余った分が変換されて中性脂肪となってしまいます。また、吸収された糖分はブドウ糖として血管内に取り込まれますが、血糖値（ブドウ糖の量）が高いと、血管を劣化させる原因となります。

なお、糖質をエネルギーに変えるにはビタミンB1が必要なので、豚肉や大豆のような、ビタミンB1を豊富に含む食品といっしょに食べることで代謝が高まります。

●含まれる食品

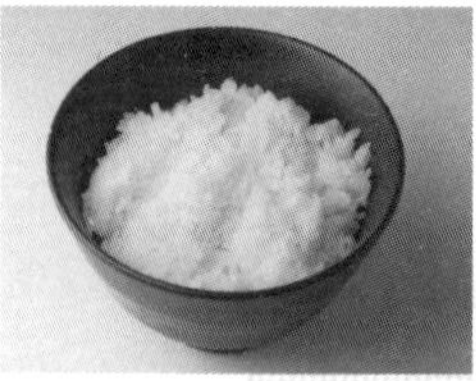

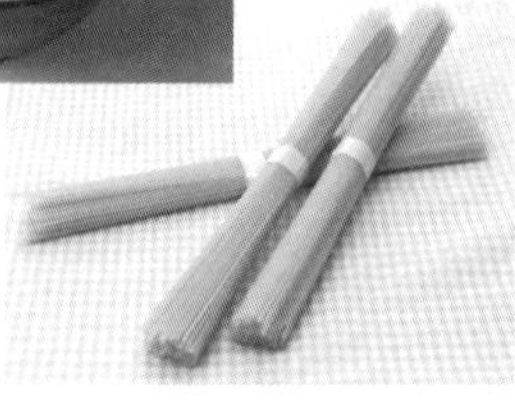

米、パン、うどん、パスタ、イモ類など

タンパク質

血液、筋肉、内臓、皮膚、髪、爪など、からだの組織をつくる大切な栄養素。ホルモンや酵素《こうそ》、免疫《めんえき》細胞をつくる役割もあります。動物性タンパク質、植物性タンパク質の２種類があり、どちらもバランスよく取るのが理想的です。

●含まれる食品

肉類、魚介類、卵、牛乳、乳製品、大豆など

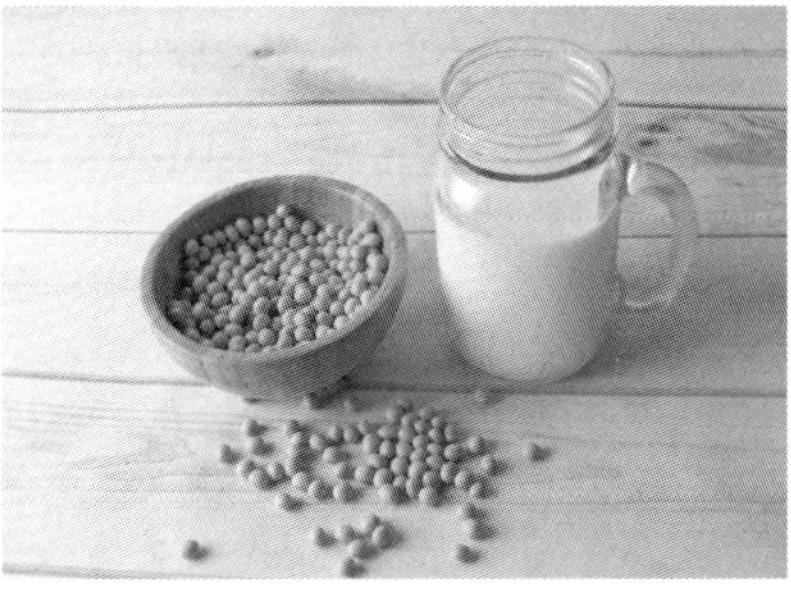

脂質

エネルギー源として使われます。細胞膜や臓器、神経などの構成成分となり、体温を保ち、肌に潤《うるお》いを与える役割もあるので、ある程度の脂質が必要です。しかし、取りすぎると脂肪として蓄《たくわ》えられ、肥満の原因となります。

●含まれる食品

肉類、魚介類、卵、牛乳、乳製品、各種植物油など

ビタミン

3大栄養素のようにエネルギー源やからだの構成成分にはなりませんが、からだを守る栄養素です。血管や粘膜《ねんまく》、皮膚などの健康を保ち、新陳代謝をうながします。なお、水に溶《と》ける水溶性ビタミンと、油に溶ける脂溶性ビタミンに分類されます。

●含まれる食品（水溶性）

ビタミンB1＝豚肉、レバー、大豆など／疲労回復などに必要な栄養分

ビタミンB2＝卵、糸引き納豆など／皮膚や粘膜の健康維持を助ける働きをする

ビタミンC＝アセロラ、レモン、じゃがいもなど／血管の壁の成分でもあるコラーゲンをつくるのに不可欠な栄養素

●含まれる食品（脂溶性）

ビタミンA＝うなぎ、ニンジンなど／皮膚を正常に保ち、目の健康に影響を与える

ビタミンD＝しいたけ、しらす干しなど／カルシウムとリンの吸収を促進し、骨や歯の形成に役立つ

ビタミンE＝アーモンド、べにばな油など／脂質の酸性を防ぐ。手足の血流を活発にする

ビタミンK＝ほうれん草、糸引き納豆など／血液の凝固性を保つ。骨や歯の形成に役立つ

ミネラル

ミネラルは、ビタミンと同様にからだの機能の維持・調節に欠くことのできない栄養素です。ビタミンと異なり、ミネラルはからだの構成成分にもなります。

●含まれる食品

カリウム＝果実類、野菜類、イモ類、豆類、魚類、肉類など／細胞内液に存在して、体内の状態の恒常性を維持するのに役立つ

カルシウム＝牛乳、小魚、海藻、大豆など／骨や歯などをつくる栄養素。骨と歯以外、1〜2パーセントが体内に存在し、止血や筋肉運動に役立つ

マグネシウム＝アーモンドなどの種実類、魚介類、藻類、野菜類など／骨や歯の形成に必要な栄養素。神経の興奮を抑え血圧の維持などに利用される

リン＝魚類、牛乳、乳製品、大豆など／骨や歯をつくる成分。筋肉、脳、神経などの組織に含まれ、エネルギーをつくり出す

鉄＝レバー、魚類、大豆、緑黄色野菜など／赤血球をつくる栄養素。体内の鉄分は約70パーセントがヘモグロビン（赤血球にあるタンパク質）の成分で、残りは肝臓などに貯蔵されている

亜鉛＝カキ、うなぎ、肉類、藻類など／新陳代謝にかかわる酵素をつくる成分。タンパク質の代謝などにもかかわる

食物繊維

食べ物のなかで、消化酵素では消化できない成分が食物繊維です。消化できない分、便の量が増え便秘を防ぐほか、近年では、糖尿病や心筋梗塞、肥満などの生活習慣病の予防に役立つとされています。

●含まれる食品＝穀物、イモ類、豆類、野菜類、果物類など

「腹八分目」を意識してゆっくり噛み味わうのが効果的

血液の質をアップするには食事の内容も重要ですが、「食べ方」も大切です。

まず、分量は「腹八分目」が基本。もし、肥満が気になるようでしたら、もう少し減らしてみましょう。

「腹八分目」は食べた量ではなく、いわば脳が出すサインです。

たとえば、「まだ食べられるけど、もう空腹じゃない」と感じたときが、腹八分目だといえます。これを無視して満腹になるまで食べると、体内に余計な脂肪が蓄積されてしまいます。

また「食べ方」では、時間のかけ方も重要です。

私たちが食事をすると、徐々に空腹感が消え満腹感が増してきます。このとき血糖値が上昇し、脳の視床下部にある満腹中枢が刺激されています。

満腹中枢からのサインをキャッチしよう

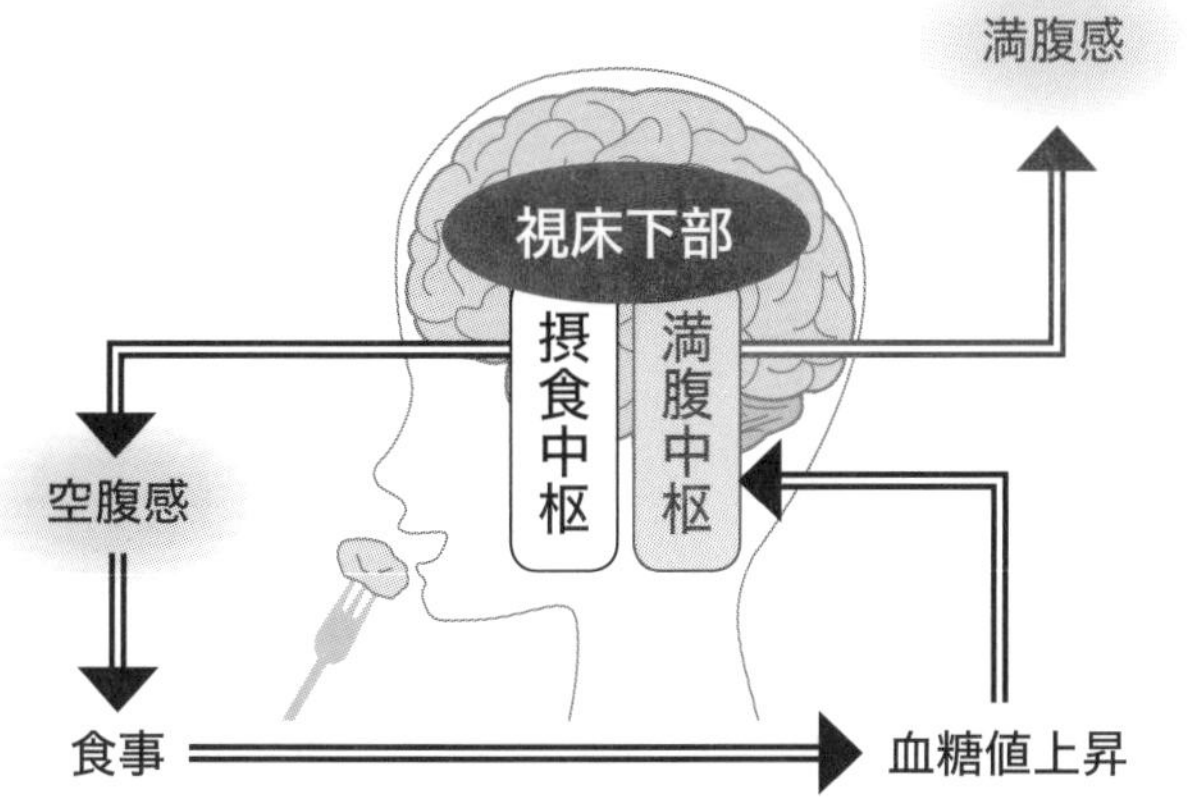

胃が空っぽになり空腹感を覚えると摂食中枢が働いて食欲がわき、食べ物が消化されて血液中の血糖値が高くなると、満腹中枢が働き満腹感を感じる

ところが、一気に食べると満腹中枢が働く前に腹八分目を超えてしまうのです。

「噛《か》む」ことそのものが満腹中枢に刺激を与えるので、とても大切です。さらに、空腹時にまとまった量の食物を摂取すると、血糖値が急激に上昇するリスクもあり、同様に「一気飲み」もNGです。

このように、ゆっくりと噛み、ゆっくりと飲み、味わいながら腹八分目で食す――。血液の質を上げるための食習慣を身につけましょう。

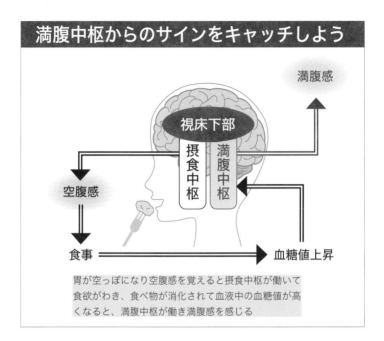

糖質はカットしすぎもNG！ほどほどのバランスを知る

近年、「糖質制限ダイエット」が人気です。糖質制限とは糖質を極力カットする食事法のことで、短期間でダイエット効果が出るため注目されています。

しかし、ダイエットの本当の効果は、からだの経年の変化を見て判断できるものです。糖質はからだや脳のエネルギー源ですから、極端にカットするということは、あまりおすすめできません。

とはいえ、糖質の過剰摂取に無頓着《むとんちゃく》でも問題があります。農耕や狩猟が人々のおもな営《いとな》みであった時代に比べると、現代人は簡単に糖質を摂取でき、しかも運動量は減っています。さらに、甘い物や炭水化物が大量にあるのですから、普通の食生活をしていても、糖質を過剰に摂取している可能性があります。

炭水化物の摂取で参考になるのが、GI値（グライセミック・インデックス）とい

おもな炭水化物のGI値比較

◆比較的高いもの◆	◆比較的低いもの◆
精白米、もち米	玄米、五穀米
食パン、ロールパン	全粒粉パン、ライ麦パン
うどん、ビーフン	日本そば、全粒粉パスタ
パン粉、片栗粉	強力粉、そば粉

われる数値です。GI値は食後血糖値の上昇度を示す指標で、GI値の低い食品を選ぶことで、過度な糖質の摂取を避けることができます。

たとえば、ご飯なら精白米を玄米に替える、あるいは精白米に玄米を混ぜる、といったようにです。また、あまり精製されていない炭水化物ならば、同時に食物繊維も取ることができます。

ここでは身近な炭水化物を、比較的GI値が「高いもの」「低いもの」に分けて掲載しました。一部ではありますが、参考にしてみてください。

塩分控えめでもおいしく調理し血管をしなやかにする

血液の質をよくすることも大切ですが、同様にその通り道である血管の質を良好にすることも重要です。そのアプローチのひとつに「食材」があります。

20歳以上の日本国民の2人に1人が、高血圧だといいます。高血圧は血管を劣化させる要因のひとつです。血管に高い圧力がかかるため血管が傷つき、その傷《いた》んだ壁にプラーク（コレステロールによってできた塊《かたまり》）ができてしまう。すると、狭《せま》くなってしまった血管に血液を流すために、心臓は圧力を強め、さらに血圧が高くなり、血管を痛めてしまう……。このような「負の連鎖《れんさ》」に陥《おちい》ってしまうのが、高血圧の恐ろしいところです。また、腎臓《じんぞう》にも負担を与えるので、老化の原因にもなります。

生活習慣病である高血圧の治療には、アルコール摂取量を控える、運動不足を解消するなどがありますが、食事の面で高血圧を改善・予防するには、普段から塩分を抑えた献立《こんだて》を考える必要があります。

高血圧は世界的な問題です。その対策として、WHO（世界保健機関）はすべての成人の1日の塩分摂取量5グラムを目標にしています。

ちなみに、厚生労働省が定めた1日の塩分摂取量は、男性が7・5グラム、女性が6・5グラム（2020年4月に改訂された数値）。しかし、2020年に厚労省が発表した「平成30年国民健康・栄養調査報告」の概要を見てみると、成人の1日当たりの塩分摂取量の平均値は男性11グラム、女性9・3グラム。減少傾向ではありますが、やはり、ある程度の塩分がないと、料理はおいしく感じられないのでしょう。

塩分を抑えた醤油《しょうゆ》や味噌といった調味料も多く販売されていますが、塩分に頼らず料理をおいしくする方法があります。それが「うま味」「酢《す》」「スパイス」「カリウム」です。

これらの食材の成分や、からだや血管、血圧との関連性などについて解説していきます。塩分が高い醤油や味噌に頼ることなく、これらの食材を上手に使って料理づくりを試してみてください。

「うま味」成分で塩分控えめでもおいしく

「うま味」は5つの基本味（他は甘味・酸味・塩味・苦味）のひとつです。代表的なうま味の物質として知られているのが、グルタミン酸、イノシン酸、グアニル酸。グルタミン酸はタンパク質を構成する20種類のアミノ酸のひとつ。イノシン酸、グアニル酸は核酸に分類されます。

うま味がくわわると、それが食材の持ち味を引き立て、料理の味に深みを与えます。このようにうま味は、おいしさを支える大切な成分なのです。

もともと和食には、こんぶ（グルタミン酸）、かつお節（イノシン酸）、干ししいたけ（グアニル酸）など、うま味成分を多く含む食材が使われてきました。和食が世界的に注目されているのにも、うま味がひと役買っているともいわれています。

和食向けに限らず、うま味成分を含む食材はたくさんあります。その代表的なものを紹介しますので、活用してください。

血圧を下げる酢を効果的に使う

製造工程から食塩が含まれない酢も、減塩しながらおいしく食べることに役立ちま

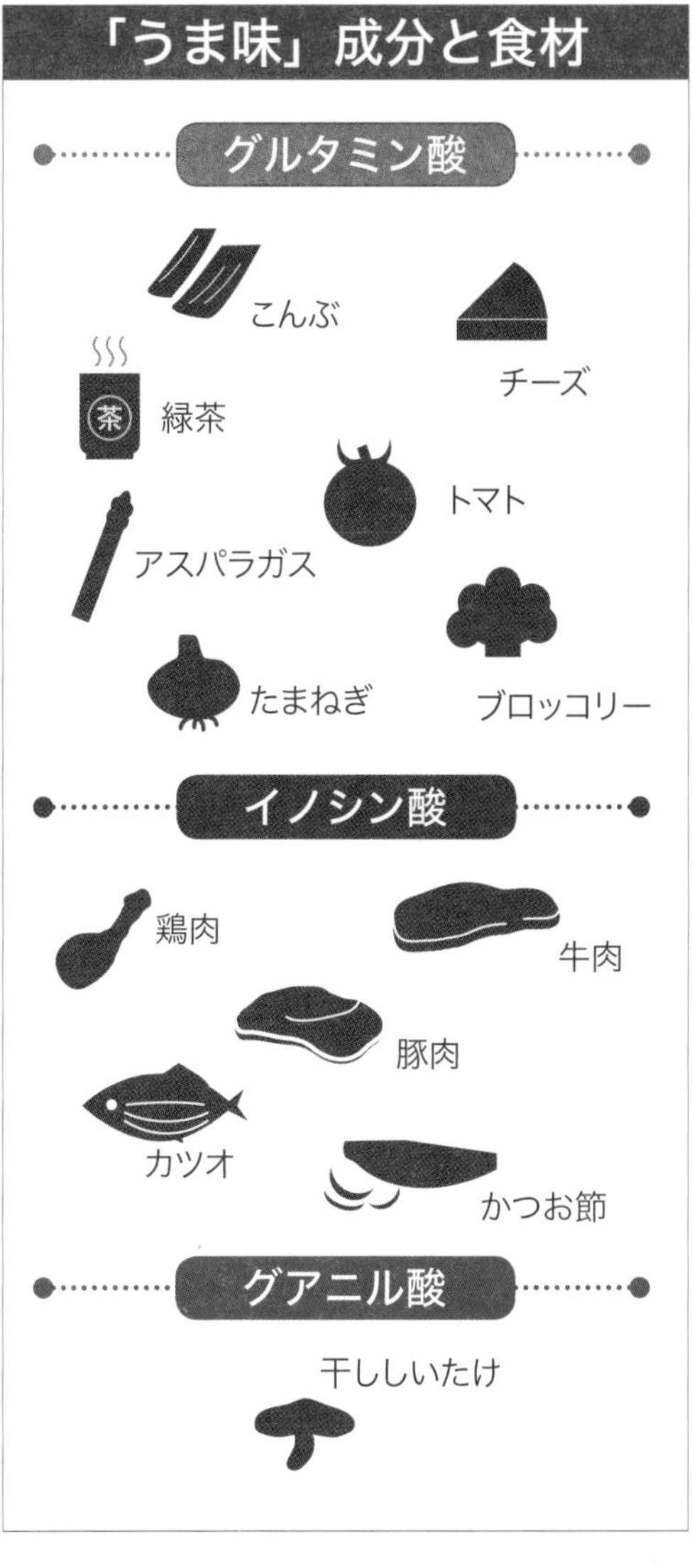

す。また、酢の成分である酢酸《さくさん》は、アデノシンという血管を拡張させ血圧を下げる物質を分泌します。ですから、酢はもともと健康にいいのですが、さらに、料理をおいしくする一石二鳥の食材なのです。

酢にも米酢、黒酢などの穀物酢、りんご酢、ぶどうを原料としたバルサミコ酢やワインビネガーといった果実酢など、いくつもの種類があります。酢の種類によって風味、口当たりもさまざまです。

それぞれの特徴を活《い》かし、焼き魚には醬油をやめて二杯酢で食べる、肉料理と相性のいいバルサミコ酢を使うなど、いろいろと工夫をしてみましょう。

減塩でもスパイスで味を引き立てる

スパイスは肉や魚など食材の臭《くさ》みを消し、料理に辛味《からみ》や香りなどを添えてくれます。辛味や香りで味が引き立つので、「減塩をして、味が少し物足りないな」といったときに、物足りなさを補ってくれます。

　また、多くのスパイスには血行をよくし、体を温めてくれる効果があります。サンショウ、唐辛子《とうがらし》、コショウなどはその代表的なスパイスです。塩分控えめの味噌汁に唐辛子を少し入れると、味を引き立ててからだも温めてくれます。

　その他にも、ターメリック、コリアンダー、クミンなど、多くのスパイスが単体で、あるいはカレー粉やチリパウダーのようにブレンドされて市販されているので、料理のレパートリーを広げつつ活用しましょう。

カリウムで塩分を排出し血圧を下げる

　血圧を上げない、あるいは血圧を下げるために取り入れたいミネラルがカリウムです。

　カリウムは腎臓でのナトリウムの再吸収を抑制して、尿中への排泄《はいせつ》を促進します。つまり、血圧を下げる効果があり、塩分の取りすぎが原因となる、高血圧の予防や治療に効果が期待できます。また、筋肉の収縮にかかわり、筋肉を正常な状態に保つ働きもします。

カリウムは、肉類、魚介類、野菜類、藻類、果実類、イモ類、豆類など、じつに多くの食材に含まれます。しかし、ひとつ注意点があります。カリウムは水溶性のため、煮たり茹《ゆ》でたりすると水に溶け出してしまいます。ですから、生野菜サラダや生の果物で、効率よく摂取しましょう。

熱を通すにしても、味噌汁やスープも具だくさんにすれば、たくさんのカリウムを摂取できます。カレーも肉にくわえ、イモ類のじゃがいも、ニンジンなど野菜類をたっぷり煮込めば、カリウムはもちろん、スパイスも取ることができます。

また、野菜の下ごしらえや温野菜などに電子レンジを使えば、カリウムが溶け出すことを防げます。

なお、カリウムと同様の水溶性の栄養素には、ビタミンB1、ビタミンB2、ビタミンCなどがあります。

「からだによい油」を取れば血管はしなやかになる

「油（脂）」と聞くと肥満をイメージしがちですが、本章の冒頭でもふれたように、脂質は「3大栄養素」のひとつです。脳の働きをサポートする、細胞の膜をつくるといった役目を果たす栄養素であり、良質な脂質の摂取は血管をしなやかにすることにつながります。

脂質を構成するのが脂肪酸で、「飽和《ほうわ》脂肪酸」「不飽和脂肪酸」に分類されます。飽和脂肪酸はエネルギーとして使われやすく体内で合成でき、肉類や乳製品、卵黄などに多く含まれます。

不飽和脂肪酸は、体内でつくることができない多価不飽和脂肪酸と、つくることができる一価不飽和脂肪酸に分類され、前者はさらにオメガ3系、オメガ6系脂肪酸に分類され、後者はオメガ9系脂肪酸とも呼ばれます（67ページ図参照）。そして、脂質には、からだに「よい」油と「好ましくない」油があるのです。

このなかで、現代人に不足しがちでもっとも摂取したいのがオメガ3系です。血液をサラサラにする効果をもつオメガ3系には、α－リノレン酸、EPA《エイコサペンタエン酸》や、DHA《ドコサヘキサエン酸》があります。えごま油や亜麻仁《あまに》油、イワシ類やサバ類、サンマなど青魚に多く含まれますが、加熱すると酸化しやすいので調理には向きません。ドレッシングに混ぜる、青魚ならば刺身など生で食べるか、煮魚にして煮汁も食べるのがおすすめです。

また、オメガ9系は悪玉コレステロールの濃度を下げるので「よい」油といえるでしょう。代表格はオリーブオイルで、酸化がしにくく加熱調理にも適しています。

逆に「好ましくない」油としてあげられるのが、植物油などの加工の際にできる「人工の油」トランス脂肪酸です。マーガリンなどに含まれ、善玉コレステロールを減らし悪玉コレステロールを増やすため、動脈硬化などのリスクが高まります。また、リノール酸に代表され、市販の揚げ物や加工食品に多く使われているオメガ6系も、現代の食生活では取りすぎの傾向にあります。よって、控えることでオメガ3系とオメガ9系をバランスよく取る必要があります。

脂肪酸にもいろいろある

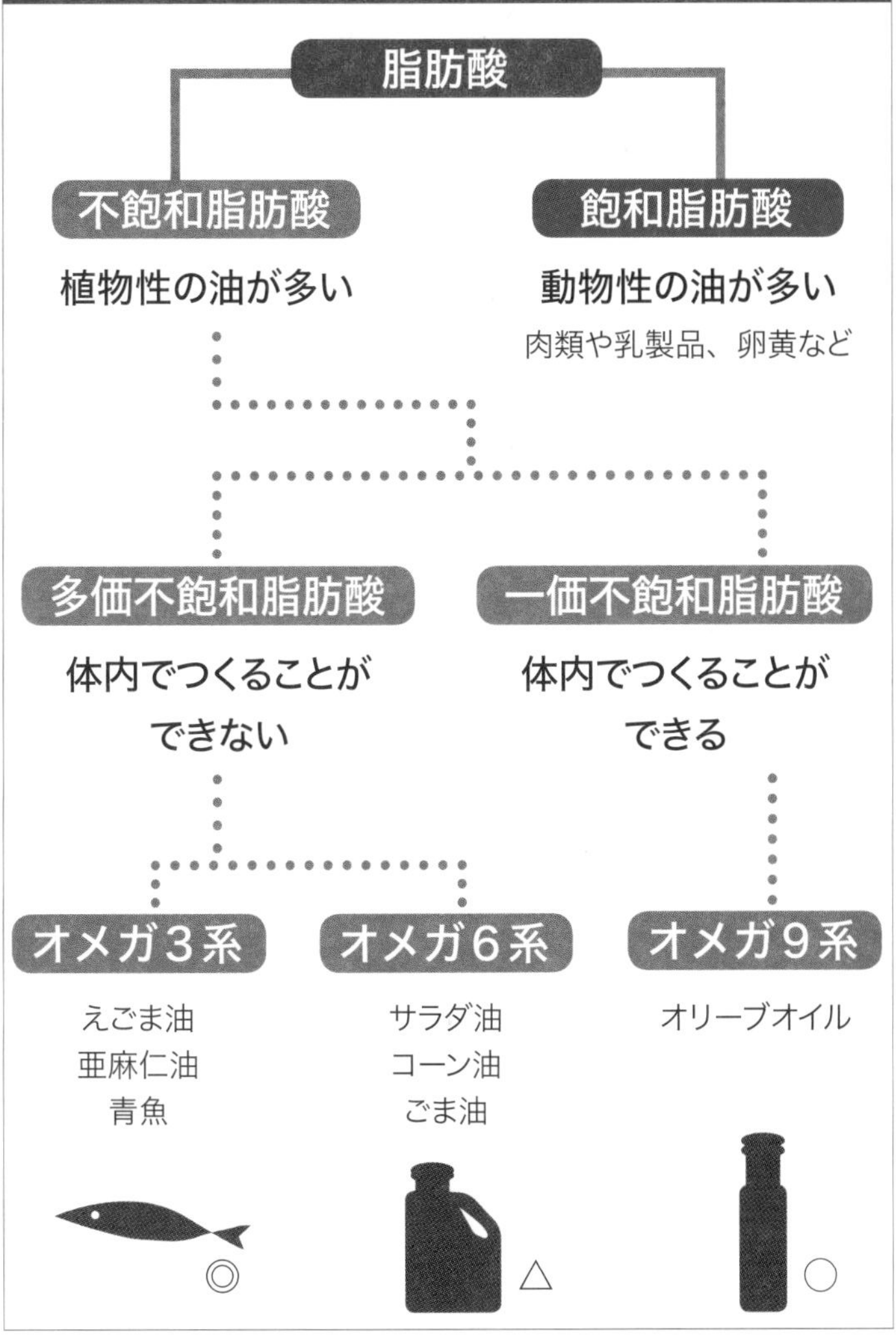
脂肪酸
不飽和脂肪酸
植物性の油が多い
飽和脂肪酸
動物性の油が多い
肉類や乳製品、卵黄など
多価不飽和脂肪酸
体内でつくることができない
一価不飽和脂肪酸
体内でつくることができる
オメガ３系
えごま油
亜麻仁油
青魚
◎
オメガ６系
サラダ油
コーン油
ごま油
△
オメガ９系
オリーブオイル
○

血管を強化するTie2分子を食生活で活性化させる

第2章で、毛細血管の老化を防ぎ、その活性化のカギを握る物質として、アンジオポエチン-1というタンパク質と、Tie2（タイツー）という分子の関係についてお話しをしました。

壁《へき》細胞からアンジオポエチン-1が分泌されると、これがTie2を活性化させます。すると、内皮細胞どうしが密着し、最終的に内皮細胞と壁細胞も接着し、血管構造が安定化します。ところが加齢によって、このアンジオポエチン-1も分泌が減少してしまいます。

そこで私は、大手化粧品メーカーとの共同研究でTie2を活性化させる物質を求めて、200種以上の天然由来成分を調べ、その結果、探り当てたのが桂皮《けいひ》エキス、すなわち「シナモン」でした。※5 その後も、Tie2を活性化させる天然物質が、たく

Ｔｉｅ２が血管再生のカギを握る！

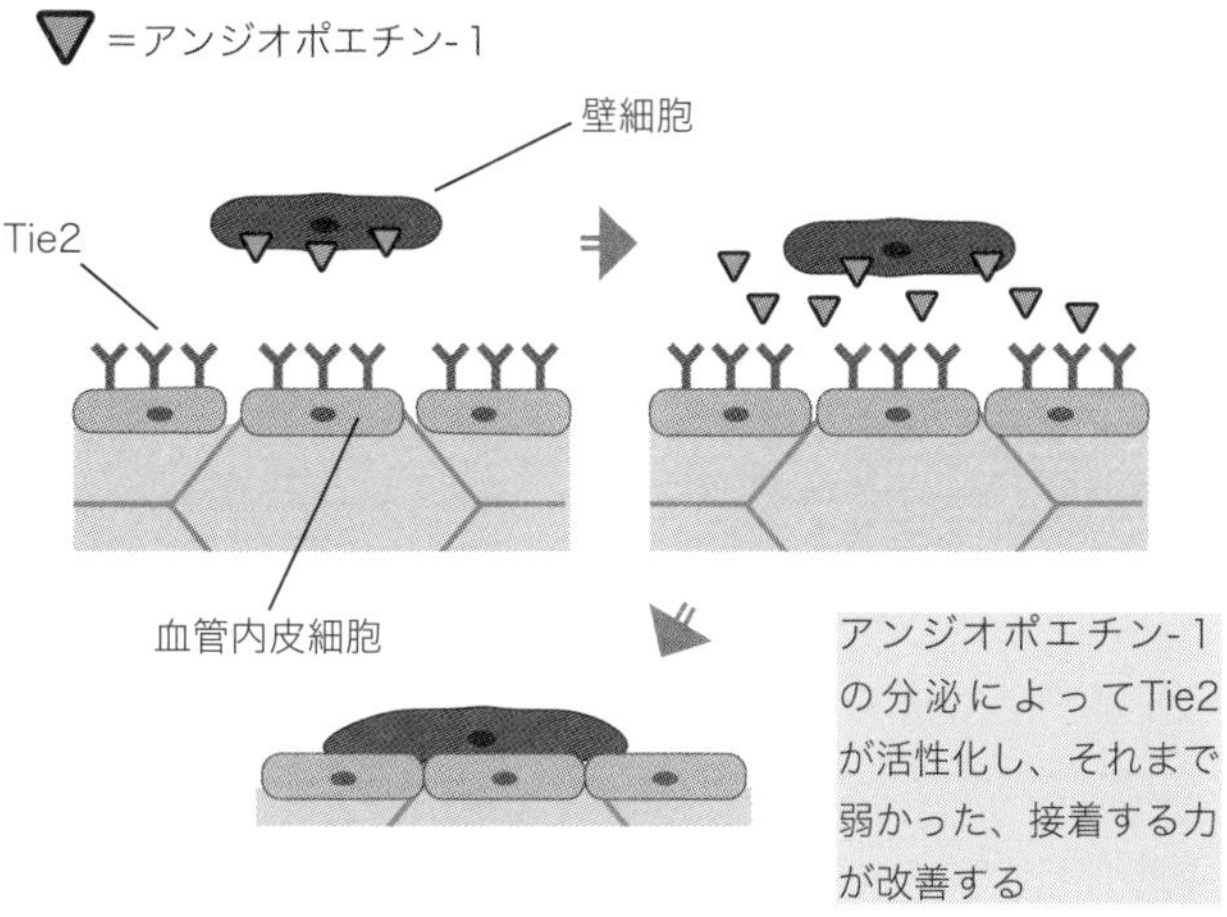
＝アンジオポエチン-1
壁細胞
Tie2
血管内皮細胞
アンジオポエチン-1の分泌によってTie2が活性化し、それまで弱かった、接着する力が改善する

さん見つかってきています。

本項ではＴｉｅ２を活性化させる物質と、それを含む食材について解説します。それは、シナモンをはじめ、ヒハツ、ルイボスティー、そしてウコギです。

おなじみのものもあれば、少し聞きなれないものもあるかと思いますが、いずれも入手可能でレシピも多彩です。

ぜひとも食生活に取り入れ、味わい楽しみながらＴｉｅ２を活性化させてください。

Tie2分子をシナモンで活性化

シナモンはスイーツや紅茶、クッキーなどで使われている身近なスパイスです。熱帯地方で栽培されているクスノキ科の常緑樹「日桂《ニッケイ》」の樹皮を乾燥させたもので、日本のニッキも同じ日桂です。しかし、ニッキは使う部位が根っこで、シナモンとは成分も異なります。

シナモンはかすかに苦く、鼻にツンとくる独特な香りがします。この香りに影響を与えている「β《ベータ》シリンガレシノール」が、Tie2を活性化するのです。

これについて、シナモンを摂取した場合と、しなかった場合の「血管の漏《も》れ」を比べたデータがあります。それによって、シナモンの摂取が、内皮細胞間の接着をうながすことが確認されています。

また、シナモンには血糖値降下の作用があるプロアントシアニジン、体内のナトリウムを調整するカリウム、さらには抗酸化物質のポリフェノールのひとつであるクマリンなど、血管や血液の活性化につながる成分が含まれています。

シナモンはシンプルに取ることができます。料理に使う場合も、できあがってからふりかけるだけで十分です。

飲み物ならば、紅茶やコーヒー、ココア、ミルク、ワインなどに入れてみましょう。

他の食材をくわえると、さらに血管や血液によい食べ物、飲み物になります。

たとえば、紅茶にシナモン

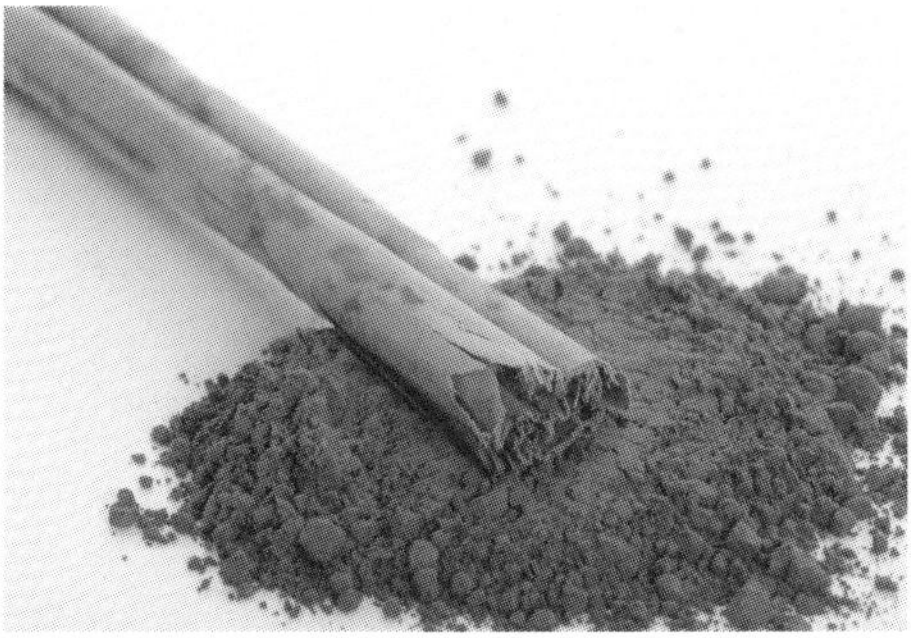

シナモンスティックはカップに入れるだけで、飲み物の香りをよくできる

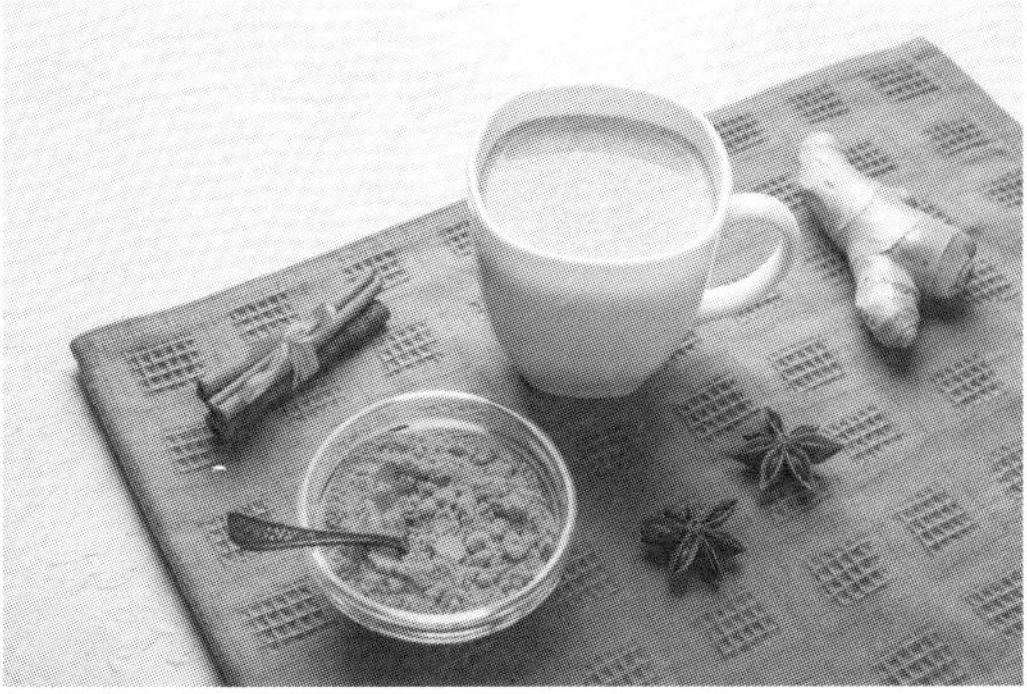

スパイシーで、温かみのある香りのシナモンジンジャーティー

とすり下ろしたショウガをくわえたシナモンジンジャーティー。

ショウガには血管を拡張させる一酸化窒素《ちっそ》の分泌をうながす辛味成分、ジンゲロン、ショウガオールが含まれているので、血流をアップさせられます。

また、赤ワインでホットワインにすれば、赤ワインのポリフェノール成分と相《あい》まってアンチエイジングに効果的です。

朝にシナモントーストを食べる場合でも、パンを食パンからＧＩ値の低い全粒粉パンに替え、睡眠をうながすホルモン、メラトニンの元となる物質トリプトファンを多く含むバナナを載せると、血糖値の上昇を緩やかにし、夜になると良質な睡眠を導いてくれる、朝食に変えることができます。

身近な食材には、シナモンとセットで取ると相乗効果を生み出すものが多くあります。簡単ですが、栄養素とシナモンがマッチしそうな食材をまとめてみたので、参考にしてください。

●ポリフェノール

ポリフェノールは植物性食品の色素や苦みの成分で、血管の老化の原因となる活性酸素を無害化し、酸化ストレスからからだを守ってくれます。ポリフェノールはほとんどの植物に含まれており、加熱調理しても損失が少ないという特徴があります。

⇩含まれる食品＝赤ワイン、コーヒー、トマト

●ＥＰＡ・ＤＨＡ・鉄
ＥＰＡとＤＨＡには血栓《けっせん》を防ぎ血流をよくする働きが、また、鉄には細胞代謝に必要な酸素を運ぶ働きがあります。シナモンの血管拡張作用と相まって、これらの働きがより効率的になります。

⇩含まれる食品＝サバ・イワシなどの青魚、イクラ、小松菜、ホウレン草

●ビタミンＡ・Ｃ・Ｅ
ビタミンＡ・Ｃ・Ｅはともに抗酸化の働きをします。くわえて、Ａは皮膚や血管の健康を保ち、Ｃはコラーゲンの合成に働き、Ｅは毛細血管の血流を活発にします。シ

ナモンとセットで摂取すると、美肌にもつながります。
⇩含まれる食品＝ホウレン草、ブロッコリー、カボチャ

●イソフラボン

イソフラボンはポリフェノールの仲間です。抗酸化作用、デトックス作用、アンチエイジングなどの効果があり、シナモンの血管拡張作用との相乗効果が期待できます。
⇩含まれる食品＝大豆、豆乳

なお、シナモンの摂取には注意点があります。大量に取ると肝機能に副作用が出るという報告もあるので、1日の摂取量の上限を600ミリグラム程度にして（600ミリグラムは小さじで半分ほど、市販されているパウダーの小瓶の内容量が12～13グラム）、これは必ず守るようにしてください。

また、肝臓に障害のある方、シナモンにアレルギーのある方、くわえて、シナモンには胎児に悪影響があるとされる成分が含まれるので、妊娠中の方は摂取しないよう

にしましょう。

「島コショウ」ヒハツで毛細血管を安定化

ヒハツはインドの伝統医学や漢方で、古くから薬剤として活用されてきた胡椒《こしょう》科のスパイスです。ピパーチ、ヒバーチ、沖縄では島コショウとも呼ばれており、英語ではロングペッパーになります。

このヒハツにもTie2を活性化する成分が含まれており、血管構造の維持・安定化する力があることが、実証されています。※6

また、ヒハツにはピパリンという辛み成分が含まれています。

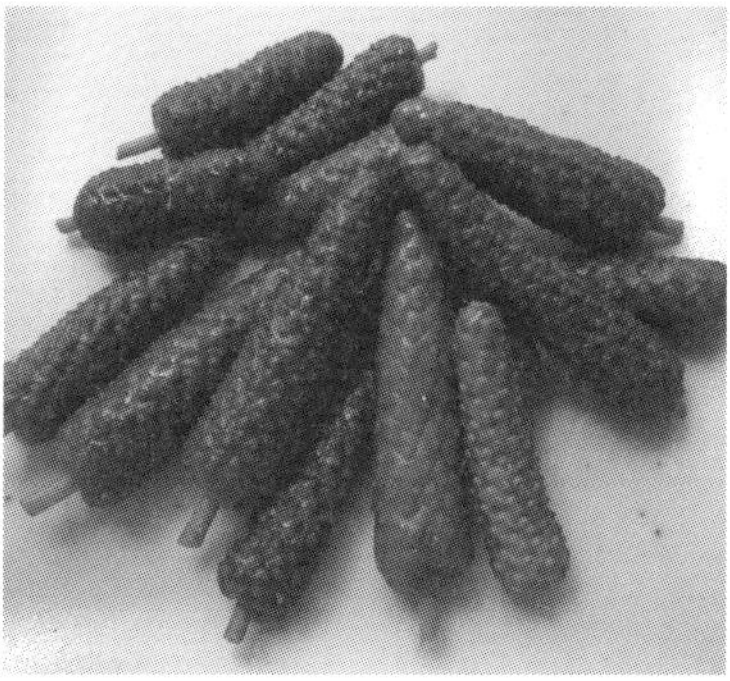

ヒハツの果実は乾燥させてスパイスにされる

このピパリンは一酸化窒素の分泌をうながす作用があり、血管に拡張性をもたらすとされています。くわえて、血圧が下がる、抹消循環がよくなるといった効果のため、健康食品にも用いられています。

足のむくみ改善試験も行われています。足のむくみの原因は、毛細血管からの血液成分の漏れです。試験は朝夕のむくみ度（下腿《かたい》体積量）を調べるもので、ヒハツの摂取によって、小さくなる傾向があるという結果が得られたのです。

ヒハツは、沖縄の八重山《やえやま》地方を代表するスパイスですが、近年、認知度が高まり、各地のスーパーマーケットで見受けられるようになりました。ピリリと少し辛いので、コショウ代わりに使うのがよいでしょう。

ルイボスティーで血管が若返る

普段から、ルイボスティーをお飲みになっている方も多いかと思います。

ルイボスは南アフリカ共和国の南西部、セダルバーグ山脈一帯にのみに自生するマメ亜科の植物です。ルイボスの葉を乾燥させ、お茶にするのがルイボスティーで、カフェインを含まない健康茶として人気です。

このルイボスティーにも、Ｔｉｅ２を活性化する成分が含まれていることが確認されています。

さらに、ルイボスティーは植物由来の抗酸化物質ポリフェノールの一種であるフラボノイドも多く含んでおり、中性脂肪やコレステロールなどの脂質が、活性酸素により酸化するのを抑える作用があります。脂質が活性酸素により酸化すると、がんや老化、動脈硬化などを引き起こします。

Ｔｉｅ２を活性化させ、老化をストップさ

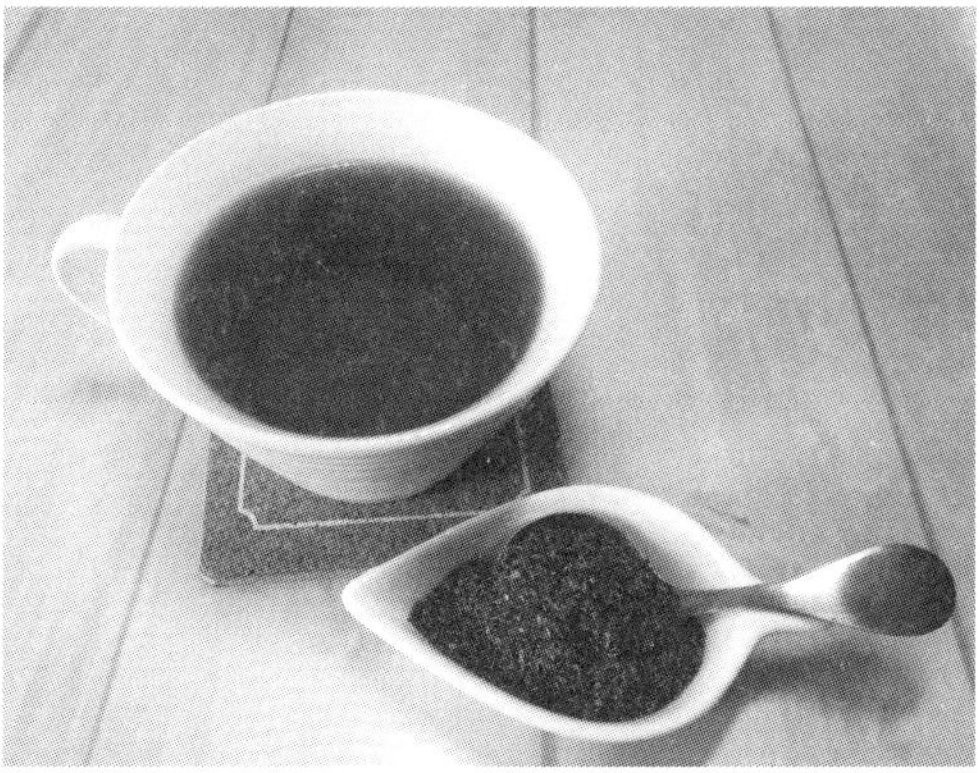

ルイボスティーはクセがなく、ほのかに甘みがあり飲みやすい

せる——。ルイボスティーで、血管の若返りをうながしましょう。

山菜ウコギも効果的！　和のレシピで血管を強化

「ウコギ」という山菜をご存じでしょうか？　ウコギは、中国渡来で日本各地の山野に見られるウコギ科の落葉低木です。

ウコギ科にはウドやタラノキ（その新芽がタラの芽）などが含まれ、薬効成分をもつものも多くみられますが、ウコギも薬用として日本に持ち込まれたと考えられています。

山形県の米沢《よねざわ》市およびその周辺地域では、古くからウコギの新芽や新梢《しんしょう》（若枝）を食用とする習慣があります。

ウコギはトゲを持ち、敵の侵入を防ぐ目的で、屋敷の垣根として戦国時代は盛んに植えられました。

ケネディ大統領も敬愛した、米沢藩9代藩主・上杉鷹山《うえすぎようざん》がウコギの垣根を奨励《しょうれい》したとされ、垣根として使われていたウコギが食用となったのは、天明《てんめい》の大《だい》飢饉《ききん》に襲われた際に、米沢藩が救荒食品としたことに由来すると伝えられています。

米沢にゆかりが深いウコギですが、このウコギにもTie2を活性化する成分が入っていることがわかっています。

ウコギは春の山菜らしく独特の苦みがあります。3月から6月にかけて伸びる新芽は和《あ》え物《もの》やおひたし、天ぷら、刻んで塩をくわえご飯にまぜてウコギ飯として食すのが、米沢での定番食となっています。

まさにウコギは、日本らしい春を感じさせてくれる、「和」の食材です。

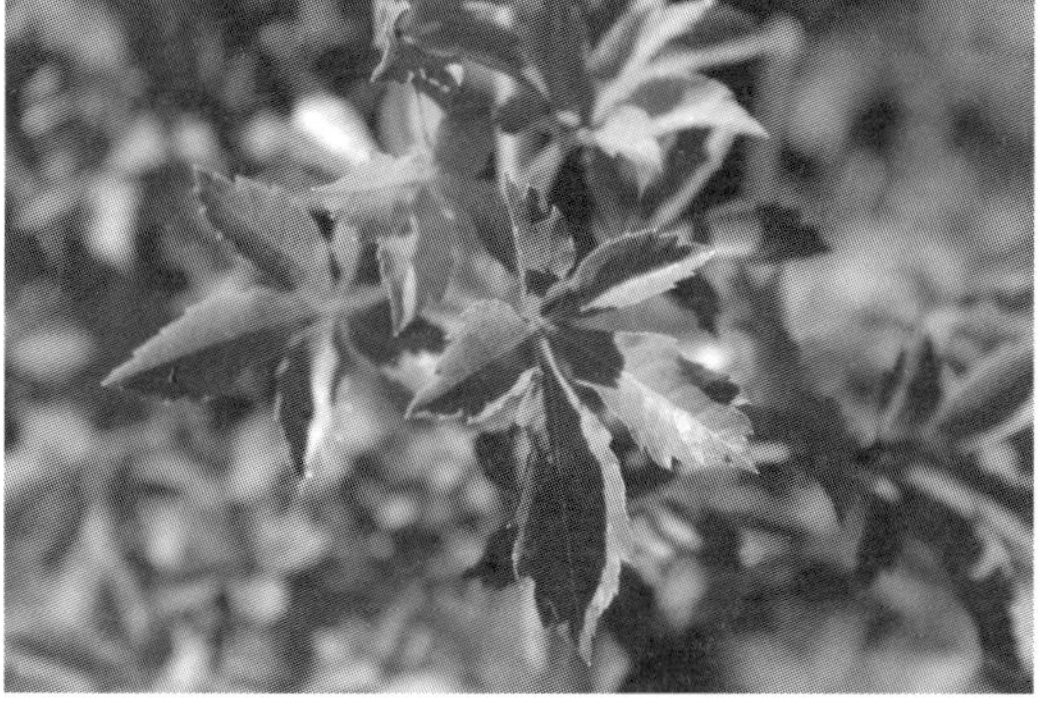

山形県などで食材とされるウコギ。春の新芽は、かすかな香りをともなう

ウコギはビタミンとミネラルが豊富で、とくにカルシウムやビタミンA、ビタミンCが多く含まれています。

ビタミンCは、血管の壁の成分でもあるコラーゲンの生成に必須の化合物。美肌にも欠かせません。

血管を強化し老化をストップしてくれる食材、ウコギは、全国どこでも入手できるものではありませんが、エキスや苗木などは通販で購入できます。

また、山形県のみならず新潟県などでも生産者が普及に力を入れているので、今後、もっと身近な食材になることが期待できます。

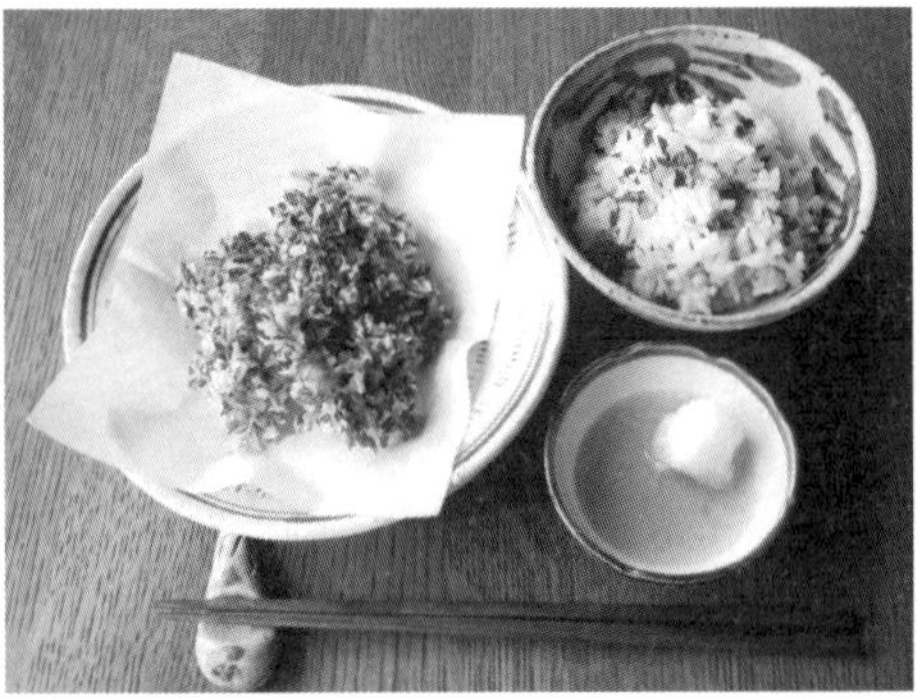

天ぷらとウコギ飯。ウコギ科の植物は日本には7種が生育しており、なかでもヒメウコギなどが食用に向いている

第4章

今日から実践する かんたん運動で血管強化！

有酸素運動と下半身の筋トレで血流をアップさせ脱ゴースト血管

運動不足の日常生活を送っていると毛細血管が劣化、ゴースト化のリスクは高まります。毛細血管の「脱ゴースト化」には血流のアップと血液の質を上げる必要がありますが、本章では簡単でお手軽な運動やマッサージによる、血流アップの健康法について解説しましょう。

血流のアップには有酸素運動がおすすめです。

筋肉組織をつくる繊維状の細胞を筋繊維といいます。筋繊維は大きく、赤筋（遅筋）と白筋（速筋）に分けられますが、継続的に弱い負荷をかける有酸素運動は、ゆっくり収縮する筋肉である赤筋を鍛えることができます。そして、赤筋には毛細血管が多くあるため、血管を活性化させ末梢《まっしょう》の循環をよくできるのです。

代表的な有酸素運動には、軽いジョギング、水泳、エアロビクスなどがありますが、もっとも手軽なのはウオーキングでしょう。ウオーキングならば、スポーツジムなどに通う必要もなく、通勤や買い物のついでに行うことができます。

本格的なランニングも有酸素運動ですが、多くの酸素を必要とするため活性酸素が増えすぎて、健康を害することがあります。活性酸素は他の物質を酸化（老化）させる酸素で、人間のからだには、これを無害化する機能が備わっていますが、年をとるとこの機能が低下します。ですから、「少しきつめ」のウオーキングがおすすめです。

また、血流のアップには下半身の運動が有効です。

おもな哺乳類《ほにゅうるい》とは異なり、二足歩行の人間は多くの血液が心臓より低い位置にあります。85ページの図にあるように、血液は心臓のポンプの働きで動脈へ、そして毛細血管へと送られます。人間はその血液を、重力に逆らい毛細血管から静脈へ、そして心臓へと戻す力が求められ、その血流を支えているのが下半身の筋肉なのです。

下半身の筋肉のなかでも、とりわけ重要な役割を担うのが、「第二の心臓」とも呼ばれる、ふくらはぎ。ふくらはぎの筋肉は腓腹筋《ひふくきん》とヒラメ筋からなり、これらをまとめ下腿三頭筋《かたいさんとうきん》と呼びますが、まさに、ふくらはぎの筋肉はポンプの働きをします。

ふくらはぎの筋肉が運動不足や加齢で衰えるとポンプとして適切に機能できず、血流が滞《とどこお》りがちになり、毛細血管のゴースト化につながります。この筋肉を鍛える運動は簡単に行えるので、ぜひとも習慣化したいものです。

日常生活についても、少し意識を変えるだけで血流はアップします。

普段、椅子に座っているときも、体幹が弱いと正しい姿勢を長時間維持することはできません。ですから、背筋とおへその下あたり（丹田《たんでん》）を意識し、下腹には少し力を入れる感じで背筋を伸ばして座りましょう。

また、ウオーキング時に限らず、普段から歩行はキビキビすることを心がけ、移動中はエスカレーターやエレベーターは避け、無理がない範囲で階段を利用したいものです。車を使うことが多い方は、ちょっとした買い物程度ならば歩いていくことを心がけましょう。

どこの家庭でも、最新家電をはじめラクができる家事アイテムが活躍中でしょう。ですが、掃除はアナログな昔ながらのやり方をおすすめします。たとえば、フローリングの掃除は、モップなどを使わずに手で雑巾《ぞうきん》がけを行ってみてはどうでしょうか。

血流のカギを握るのはふくらはぎの筋肉！

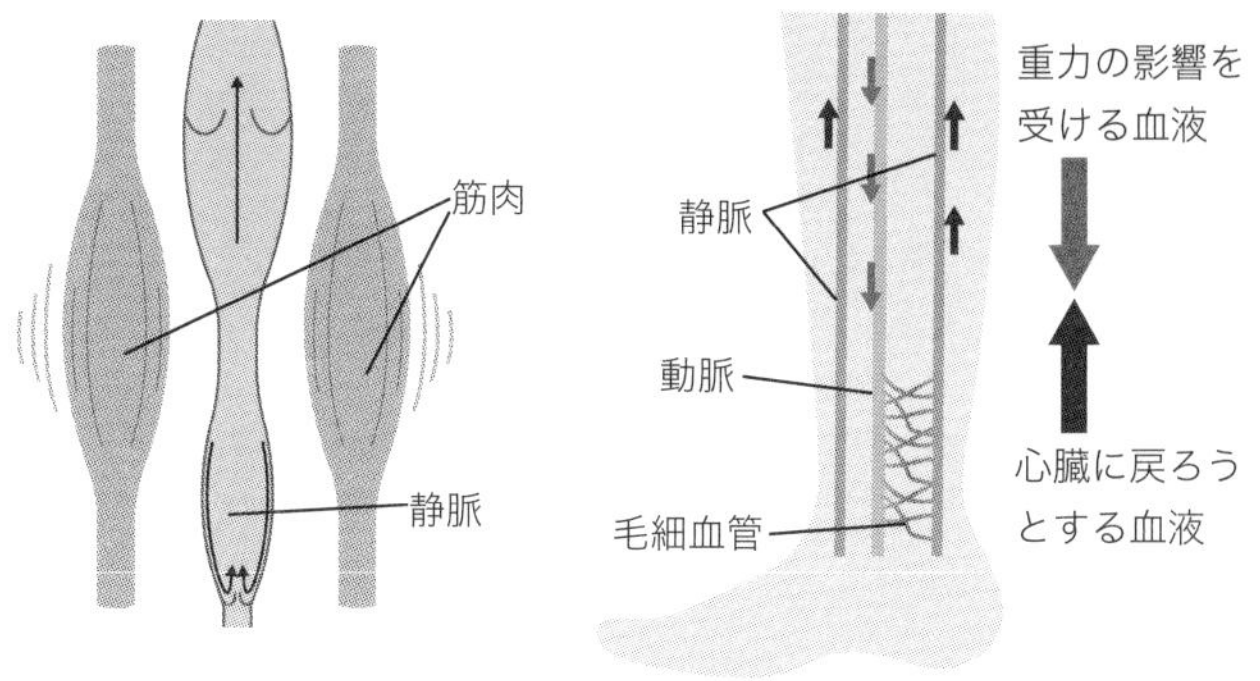

ふくらはぎの筋肉が収縮・弛緩することでポンプの働きを果たし、血液を下から上へと押し上げていく

このとき、お腹や下半身に力を入れると効果的です。

普段から運動を心がけ、筋肉を使う生活を続けると、自分のからだの調子に敏感になります。これまで気づかなかった不調や、からだからの異変を知らせるシグナルもキャッチできるようになるというメリットもあるのです。

なお、次ページには下半身の筋肉について説明したイラストを掲載し、血流アップのカギを握る下半身の筋肉が柔軟になる、お手軽なストレッチを紹介します。毎日、ちょっとした時間を利用してストレッチを心がけてください。

血流アップにすぐつながる！

かんたん筋肉ストレッチ

普段から筋肉をほぐすことを心がけると、それだけで血流はアップします。1日のなかでの空いた時間に、また、運動前後に行ってみましょう。

血流アップにかかわる下半身のおもな筋肉

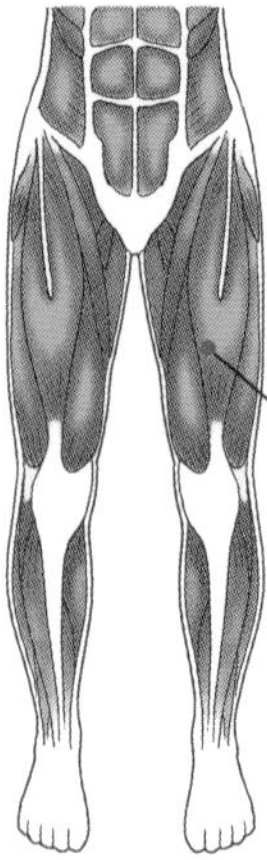

◎大腿《だいたい》四《し》頭筋《とうきん》
太ももの前面にある筋肉。足を持ち上げたり膝関節の屈曲で使う

◎大臀筋《だいでんきん》
お尻の筋肉。ジャンプや足を後ろに蹴り上げるときに使う

◎ハムストリングス
太ももの裏側にある筋肉。足を後ろに蹴り上げるときや膝を曲げる際に使う。大腿二頭筋、半腱様筋、半膜様筋で構成される

◎下腿三頭筋
ふくらはぎの筋肉。飛び上がるときや足首の伸展で使う。腓腹筋とヒラメ筋からなる

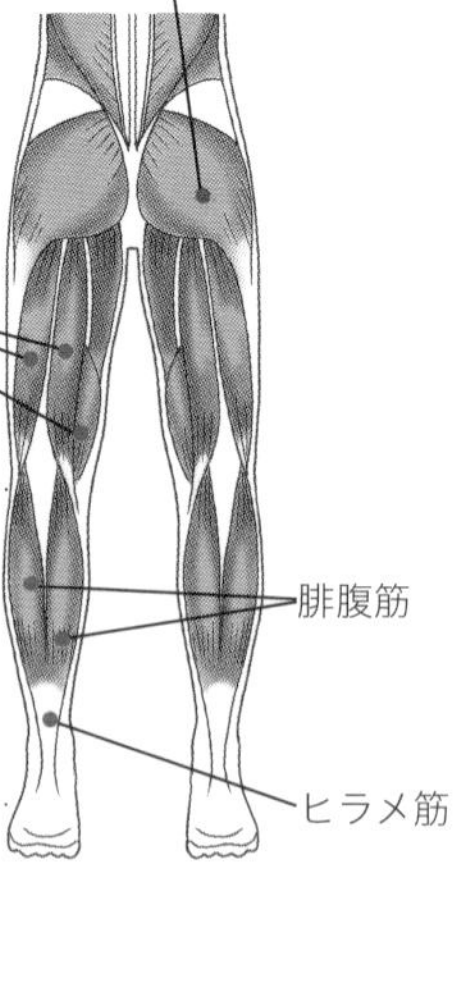

▼大腿四頭筋のストレッチ

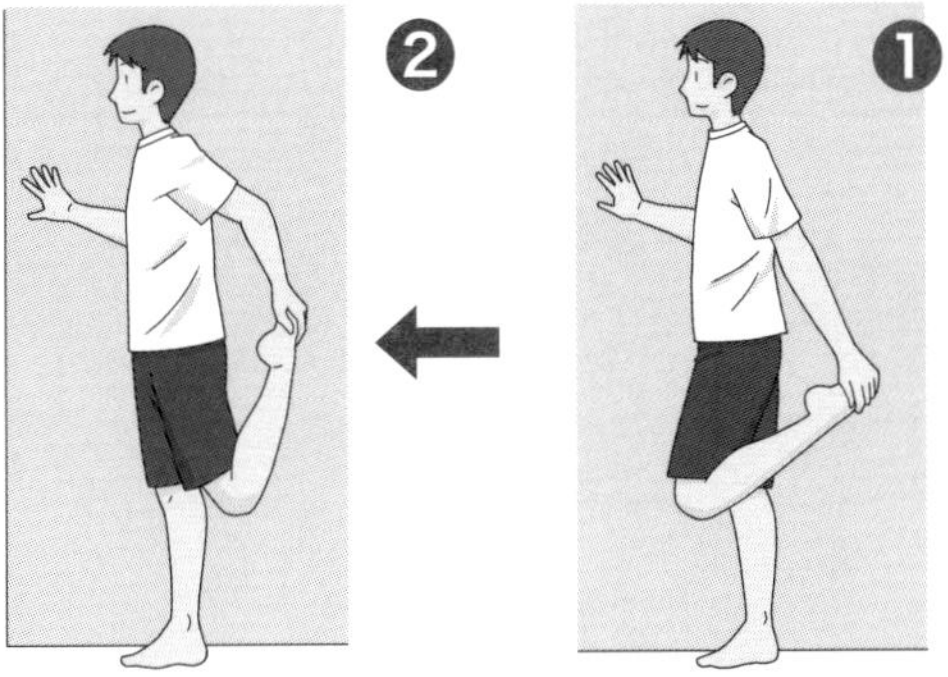

❶壁などに手をつき、片方の足をもってかかとをお尻につける
❷膝を斜め後ろに伸ばす

▼腓腹筋のストレッチ

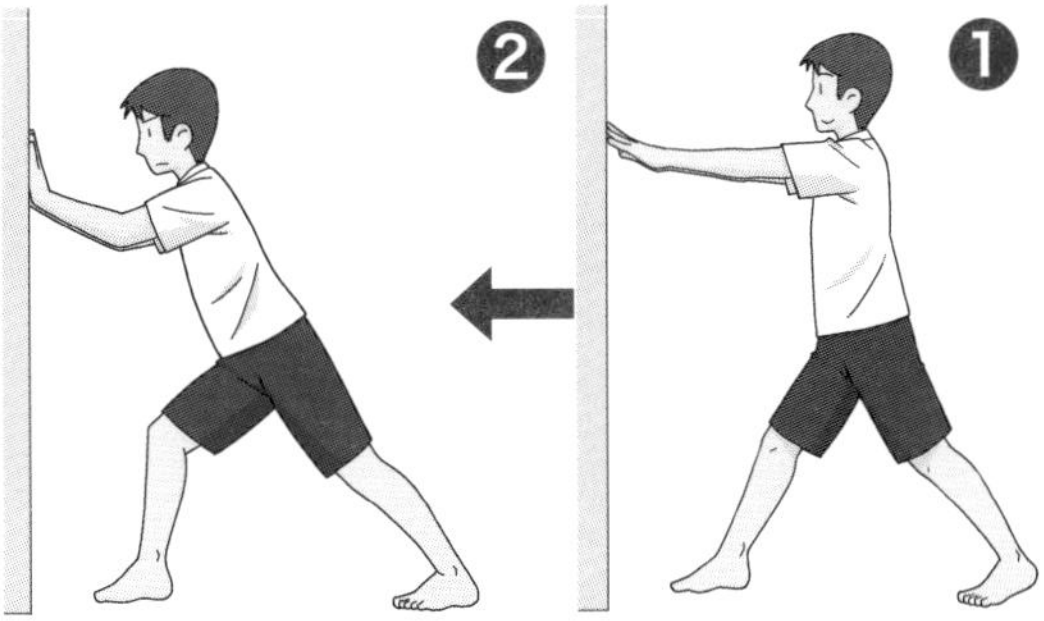

❶壁などに両手をつき足を前後に開く　❷かかとが浮かないようにして後ろの足の膝を伸ばす

▼ヒラメ筋のストレッチ

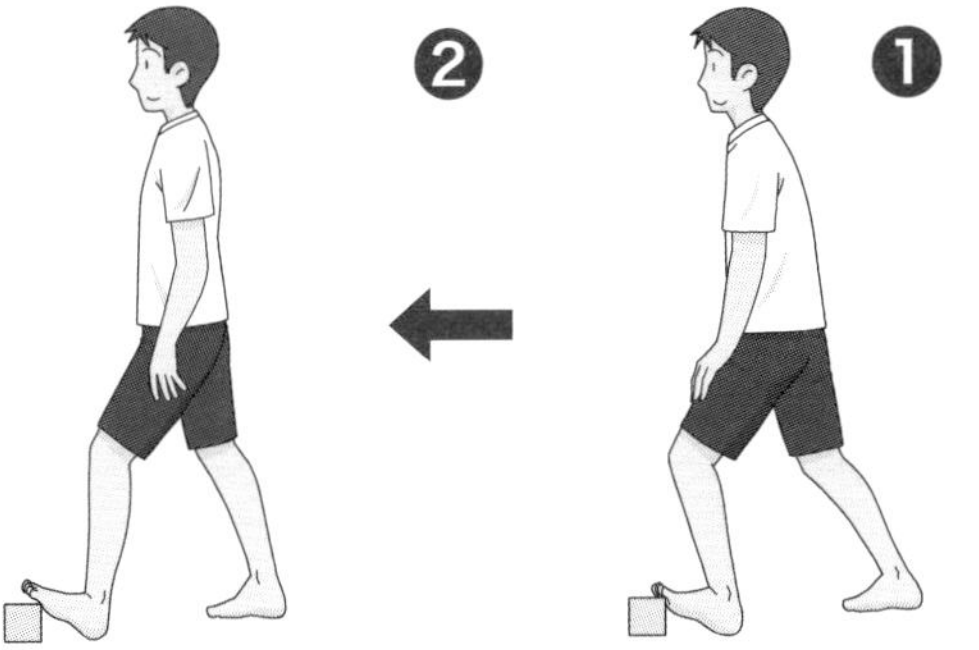

❶つま先を段差にかける　❷かかとに体重をかける感覚で、ふくらはぎの筋肉を伸ばす

1日20分のウオーキングで血管をしなやかにする

血流をアップするためにウオーキングが効果的と説明しましたが、ただ、ブラブラと歩くのでは効果は期待できません。大切なのは「運動をしている」と意識して、キビキビとリズミカルに歩くこと。有酸素運動としてのウオーキングとして、私は1日約20分、少し早歩きをおすすめしています。

歩幅は広めにして、うっすらと汗をかく、どうにか会話ができるといった速度で、腕はしっかり振りましょう。目線はなるべくまっすぐに。背筋を伸ばすことを意識しすぎると後傾になってしまうので、わずかに前傾を意識してかまいません。

このように、「ややきつい」と感じるくらいの運動を行うと、ふくらはぎの筋肉の収縮によって静脈の血液がしっかり上がり、大きく呼吸をすることで大静脈が圧迫されて、血液が心臓まで戻ります。また、心拍数の増えた心臓がポンプのように強く血

下半身の筋肉を使いキビキビと歩こう！

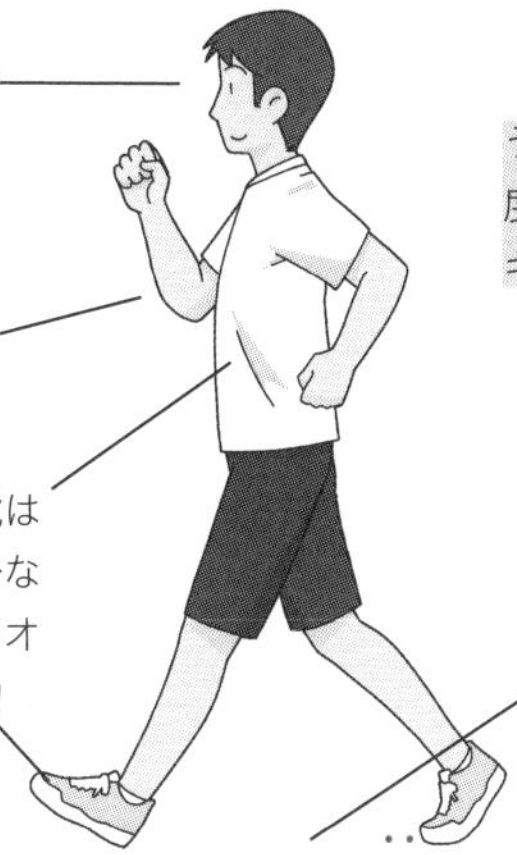
目線はできるだけまっすぐ
うっすらと汗をかく程度のスピードで、キビキビと歩く
腕はしっかり振る
歩きやすい服装、靴は膝などへの負担が少ない、ジョギングやウオーキング用が理想的
歩幅は広めにとる

液を押し出すという循環ができます。

1日約20分をめどにと説明しましたが、1日のうち合計で20分というイメージでかまいません。たとえば、買い物の往路は早歩き、復路は普通歩きにして、それとは別に10分のウオーキングを行う。また、天気の悪い日もあるでしょうから、1週間とおして1日平均20分のウオーキングといったように、自分の生活スタイルに合わせて取り入れてみてはどうでしょうか。

なお、夕方になると、自律神経が交感神経からリラックス状態の副交感神経へと切り替わり、血管が開き血流もいいので、有酸素運動に適した時間帯となります。

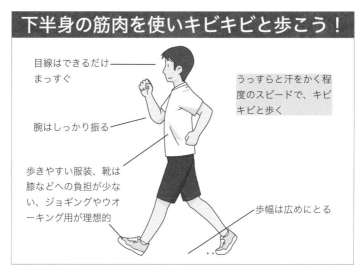

1日ふたつの「お手軽運動」で静脈のポンプ機能が向上

ふくらはぎの筋肉を鍛えるのにおすすめしたいのが、「かかと上げ下げ運動」です。「スタンディングカーフレイズ」と呼ばれるトレーニングで、文字どおり、かかとを上げ下げするだけの運動ですが、ふくらはぎの筋肉を強く刺激するので、静脈のポンプ機能向上の効果はてきめんです。毛細血管も刺激を受けるでしょう。

かかと上げ下げ運動のメリットは、簡単なうえに他のことをしながら行える点です。家事をしながら、テレビを見ながら、駅で電車を待ちながらと時と場所を選びません。1日30回以上をめどにやってみましょう。

もうひとつ、毎日行いたいのが「その場スキップ」。ふくらはぎや太ももの筋肉に刺激を与えるのが目的で、1日20回ほどやれば効果を期待できます。20分のウオーキングに、ふたつのお手軽運動――。これを日課にして血流をアップさせましょう。

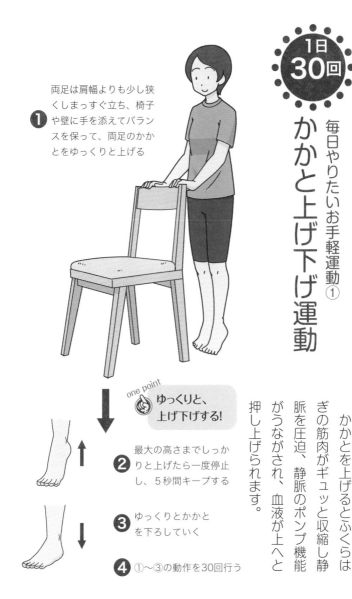

1日30回

毎日やりたいお手軽運動①

かかと上げ下げ運動

❶ 両足は肩幅よりも少し狭くしまっすぐ立ち、椅子や壁に手を添えてバランスを保って、両足のかかとをゆっくりと上げる

one point ゆっくりと、上げ下げする！

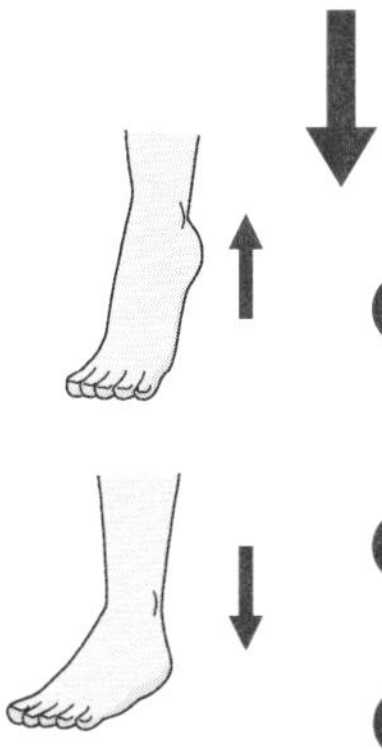

❷ 最大の高さまでしっかりと上げたら一度停止し、５秒間キープする

❸ ゆっくりとかかとを下ろしていく

❹ ①〜③の動作を30回行う

かかとを上げるとふくらはぎの筋肉がギュッと収縮し静脈を圧迫、静脈のポンプ機能がうながされ、血液が上へと押し上げられます。

1日30回

毎日やりたいお手軽運動②

「ながら」かかと上げ下げ運動

料理をしながら、テレビを見ながら、仕事をしながら、交差点で信号待ちをしながら——かかと上げ下げ運動は、他のことをやり「ながら」実践できます。

1日30回ほどをめどに、やってみましょう。

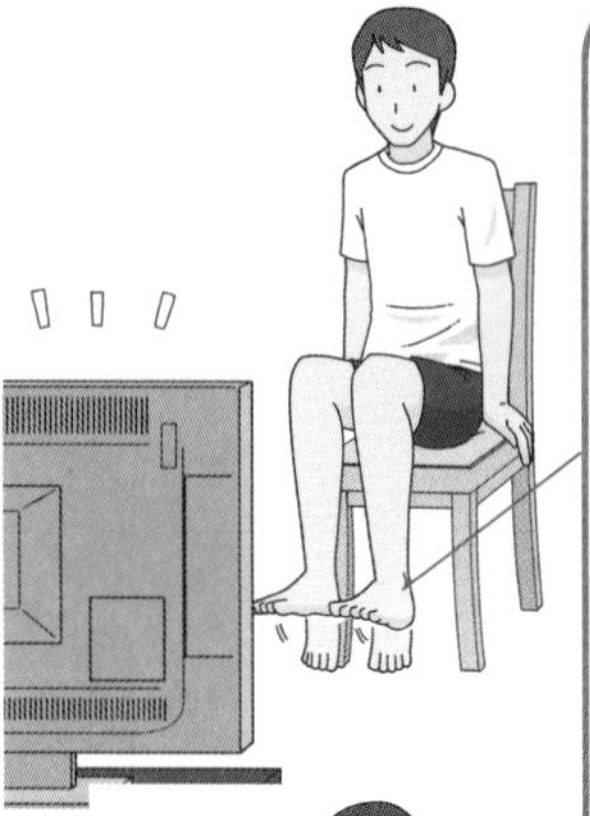

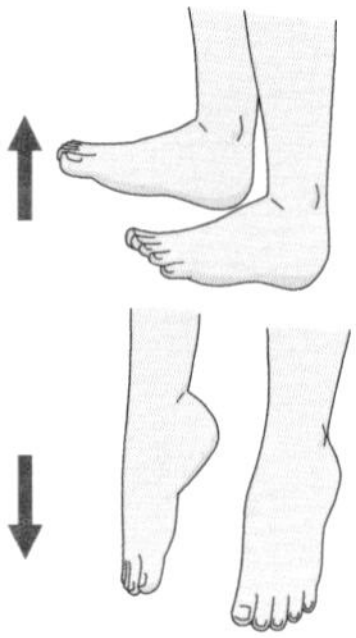

❶床にかかとをつけ、つま先を目いっぱい上げる ❷３秒キープ ❸床につま先をつけ、かかとを目いっぱい上げる ❹３秒キープ ❺これを繰り返す

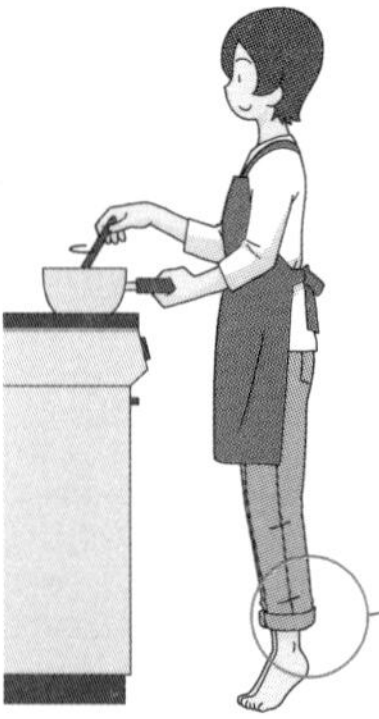

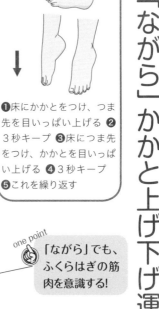

one point
「ながら」でも、ふくらはぎの筋肉を意識する!

1日
20回

毎日やりたいお手軽運動③

その場スキップ

背筋を伸ばし、かかとをしっかり上げ、ふくらはぎの筋肉を意識しながら、その場でスキップをしましょう。

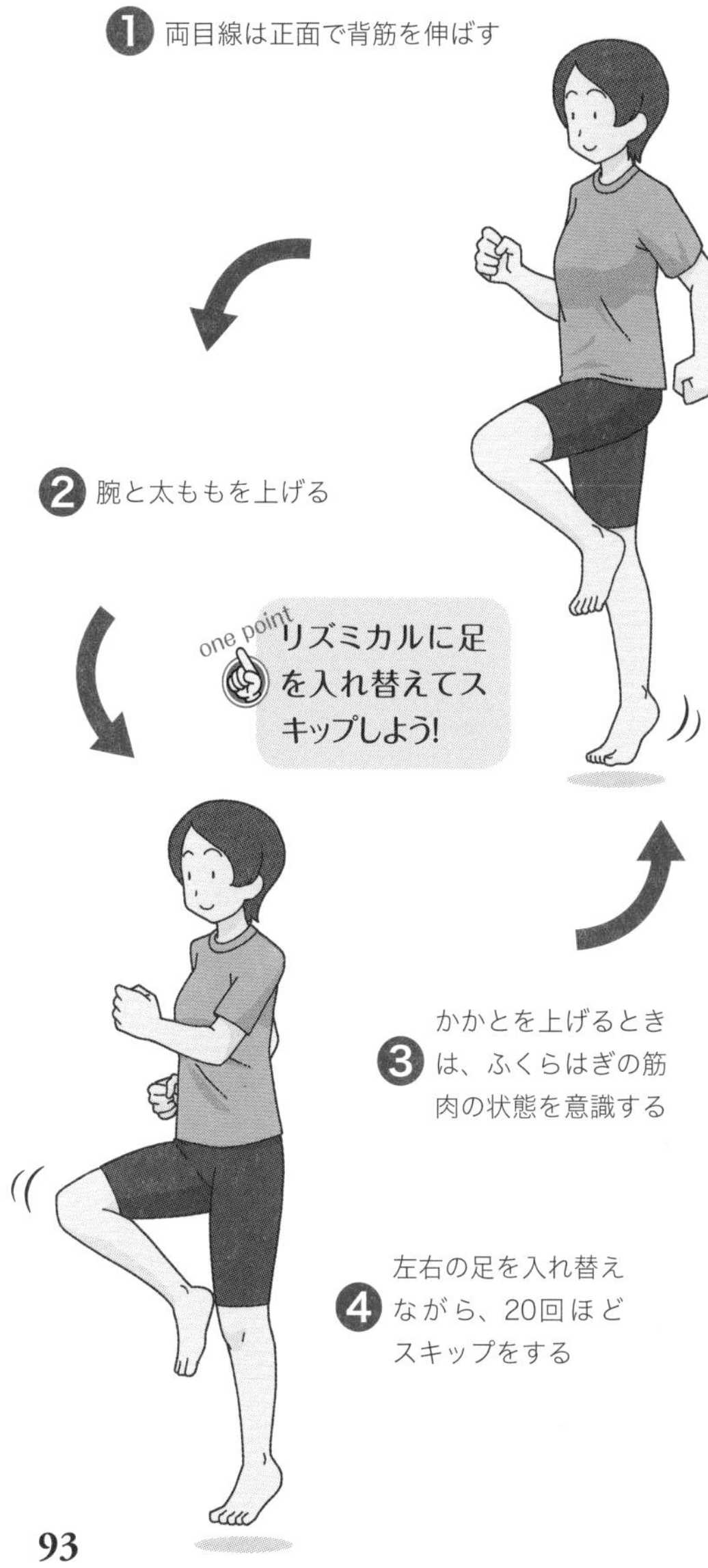

❶ 両目線は正面で背筋を伸ばす
❷ 腕と太ももを上げる
one point
リズミカルに足を入れ替えてスキップしよう!
❸ かかとを上げるときは、ふくらはぎの筋肉の状態を意識する
❹ 左右の足を入れ替えながら、20回ほどスキップをする

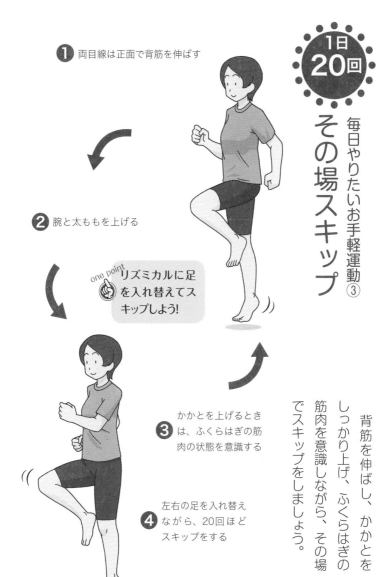

下半身の筋トレで何歳からでも筋肉量をアップ！

加齢とともに筋肉は減少していきます。それは、筋肉を構成する筋繊維の萎縮《いしゅく》と数の減少によって、筋肉量の低下という形で表れます。しかし、筋トレを行えば、高齢になっても筋肉を増やすことができ、70歳でも、80歳であっても遅いということはないのです。ただし、条件があります。それは「運動をする」ことです。

下半身の筋肉を鍛えることが血流のアップにつながることは解説しましたが、これらの筋肉の力や質は、毎日のウオーキングや日常生活にもかかわるものです。膝《ひざ》の具合がおかしい、つまずきやすくなった……といった加齢による変化は誰にも表れますが、下半身の筋肉は股関節や膝関節にもかかわる筋肉なので、鍛えることは転倒防止などのケガから自分を守ることにもつながります。

この項では下半身の筋トレを紹介しますが、以下のようなポイントがあります。

加齢とともに下半身の筋肉量は減少する

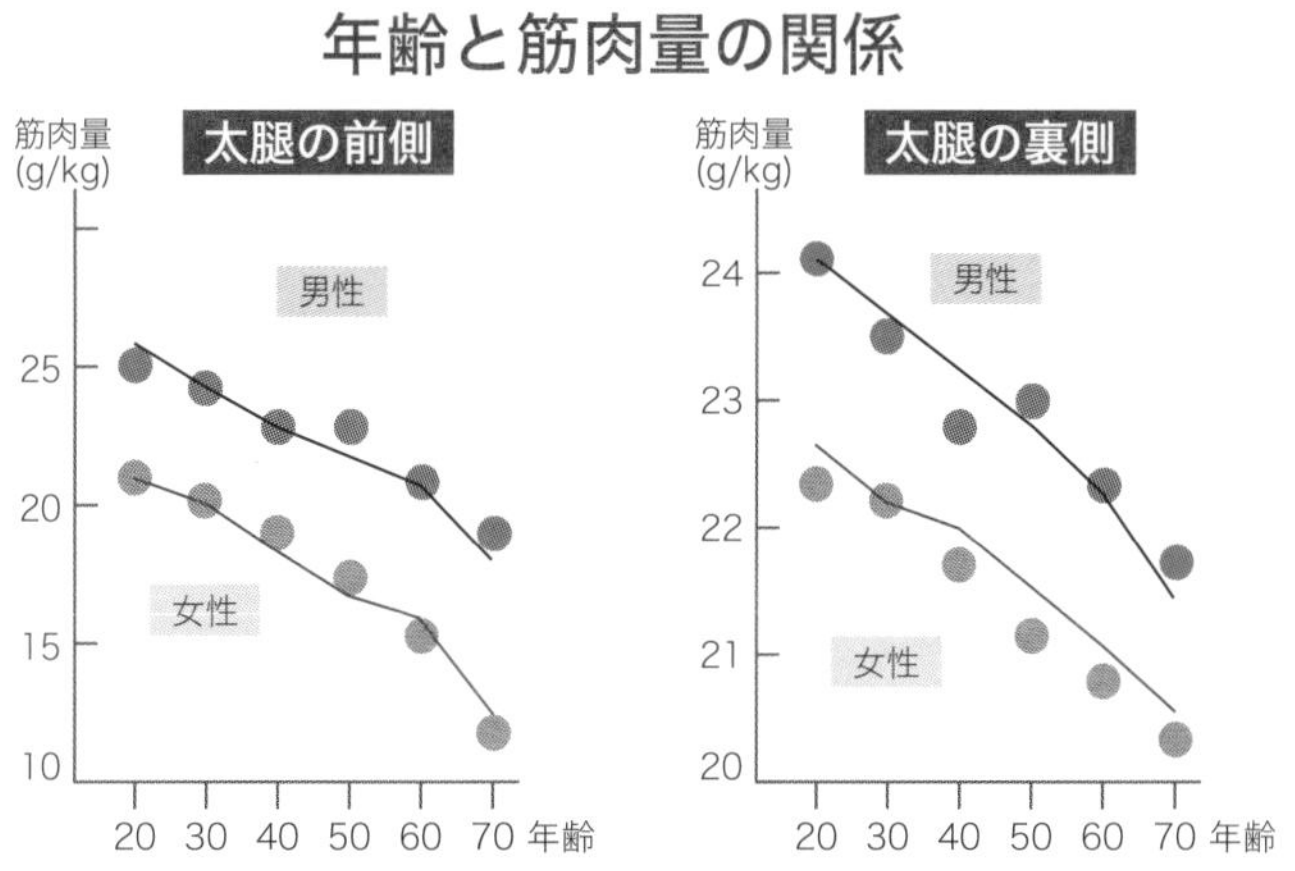

年齢を重ねても腕の筋肉量はさほど変わらないが、下半身の筋肉量は著しく減る

※参考：東京大学身体運動科学研究室資料「貯筋通帳」

◎交感神経が副交感神経に切り替わり、血流がよくなり、からだの柔軟性が高まる夕方に行うのが最適

◎筋肉は損傷と修復を繰り返すことで強化される。修復の時間を与えるために、同じ筋トレは中1日から中2日ほどの間隔をとる

◎運動を行う際は反動を利用しない。また呼吸を止めずに行う

順番に決まりはありません。自分のペースで、1日、ひとつの筋トレを1セットで10～20回ほど、順序よく行ってください。

1セット
10回

筋肉量アップ・トレーニング①

スクワットで筋肉をまとめて鍛える

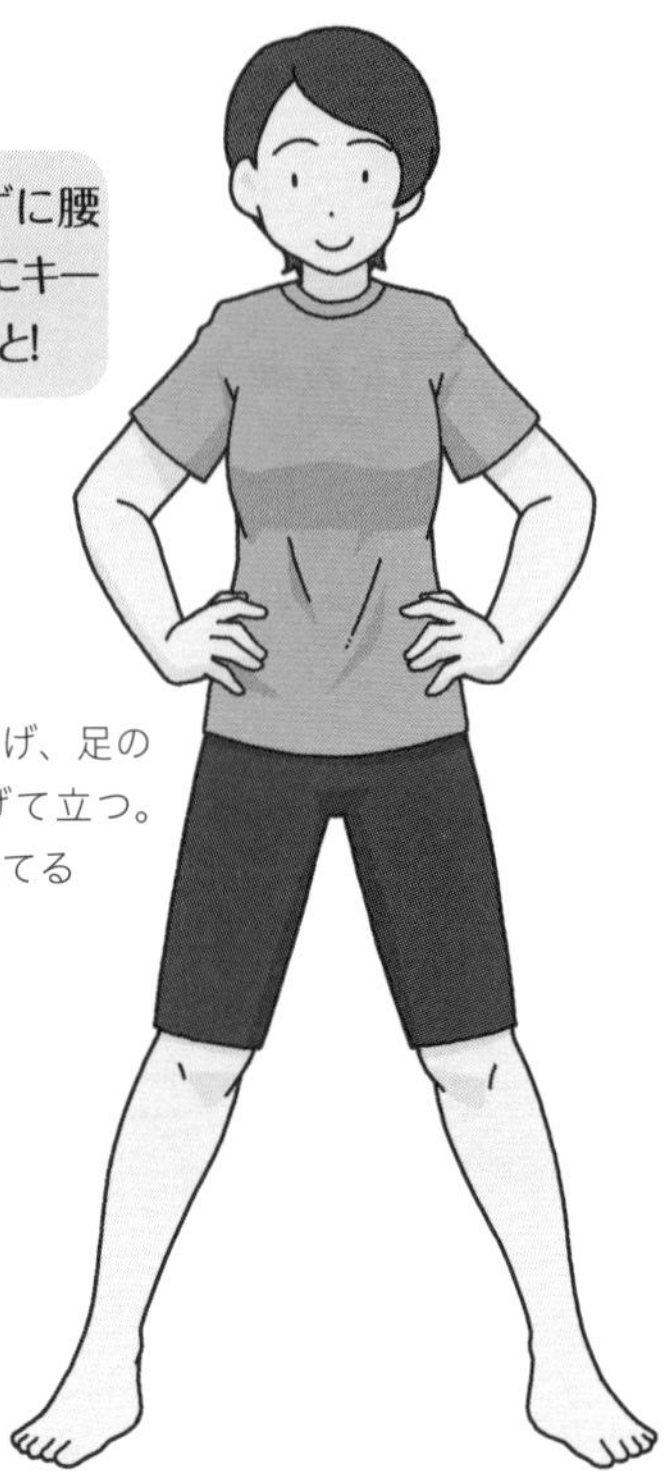
one point
背中を丸めずに腰を正しい位置にキープしてゆっくりと!

❶ 足を肩幅に広げ、足の先をやや広げて立つ。腰に両腕を当てる

スクワットは大臀筋からだ大腿四頭筋、ハムストリングス、下腿三頭筋をはじめとする、下半身の筋肉をまとめて鍛えることができる効率的な筋トレです。

下半身の血流をよくし、むくみを予防する効果もあります。

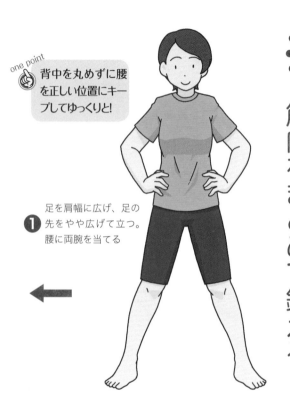

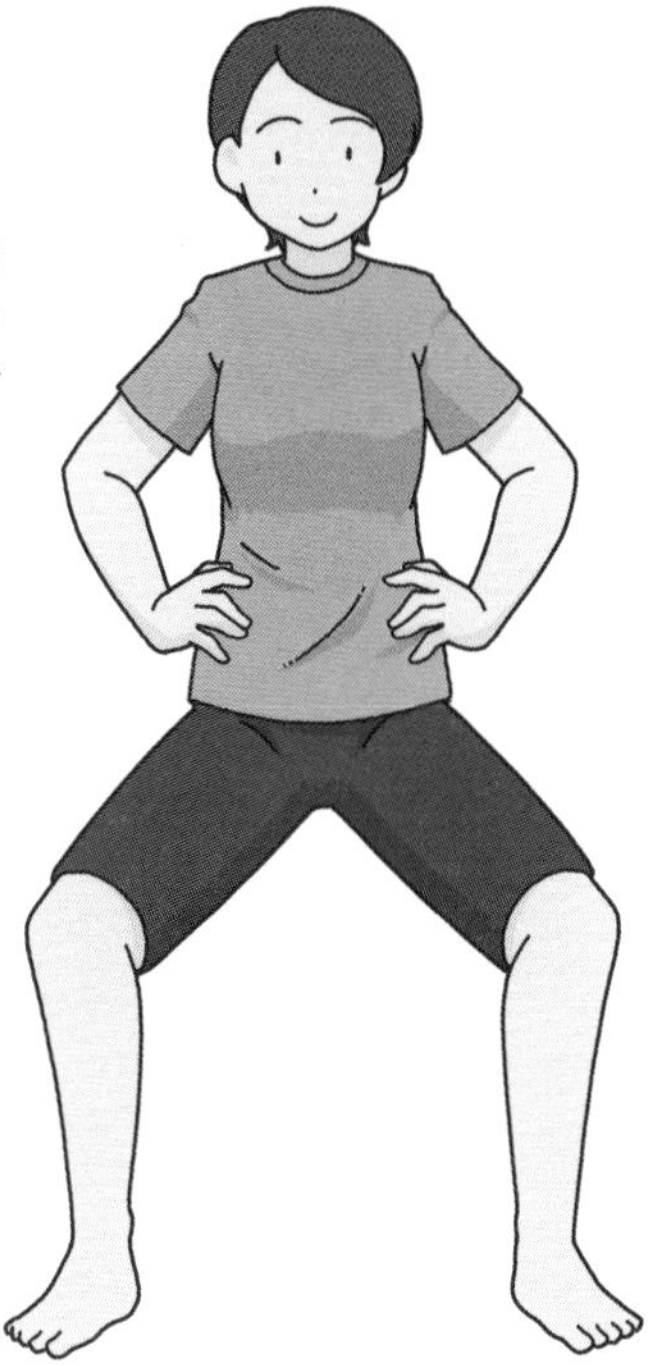

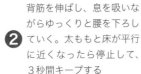

❷ 背筋を伸ばし、息を吸いながらゆっくりと腰を下ろしていく。太ももと床が平行に近くなったら停止して、３秒間キープする

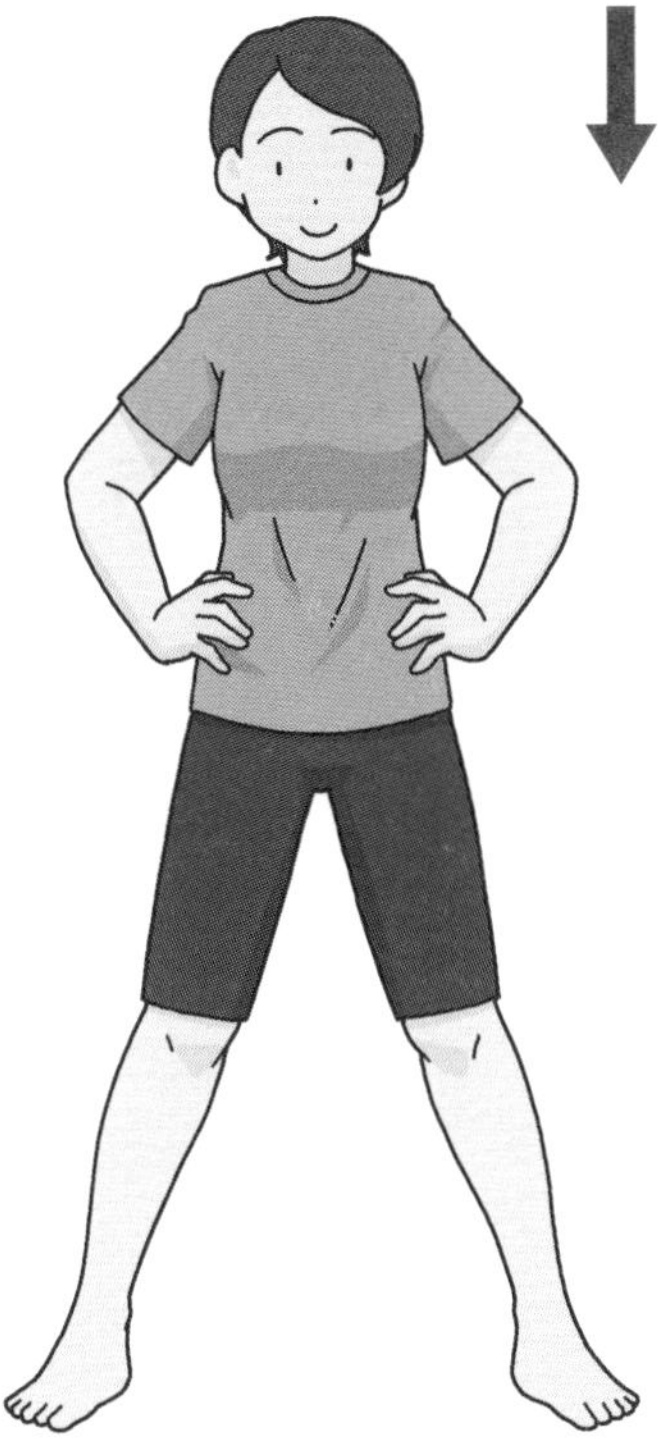

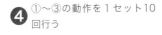

❸ ゆっくりと息を吐きながら元の体勢に戻していく

❹ ①〜③の動作を１セット10回行う

1セット10回×左右

筋肉量アップ・トレーニング②

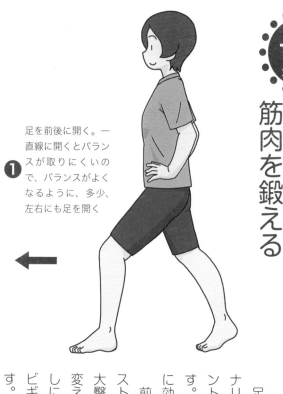

ステーショナリーランジで筋肉を鍛える

❶
足を前後に開く。一直線に開くとバランスが取りにくいので、バランスがよくなるように、多少、左右にも足を開く

足を固定して行うステーショナリーランジは、後述するフロントランジの簡易バージョンです。ハムストリングス、大臀筋に効き目があります。

前後の足を広めにするとハムストリングスに、狭めにすると大臀筋を刺激できます。足幅を変える必要がなくバランスを崩しにくいトレーニングなので、ビギナー向けの筋トレといえます。

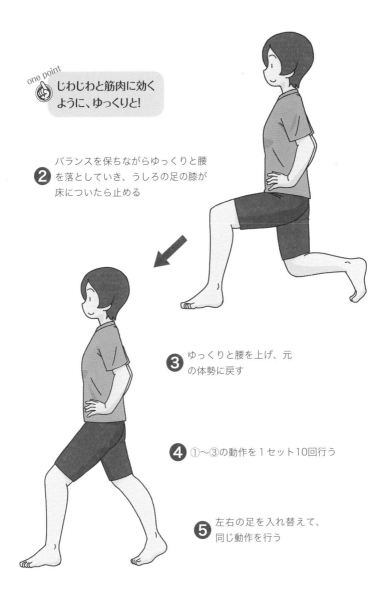

one point
じわじわと筋肉に効くように、ゆっくりと!

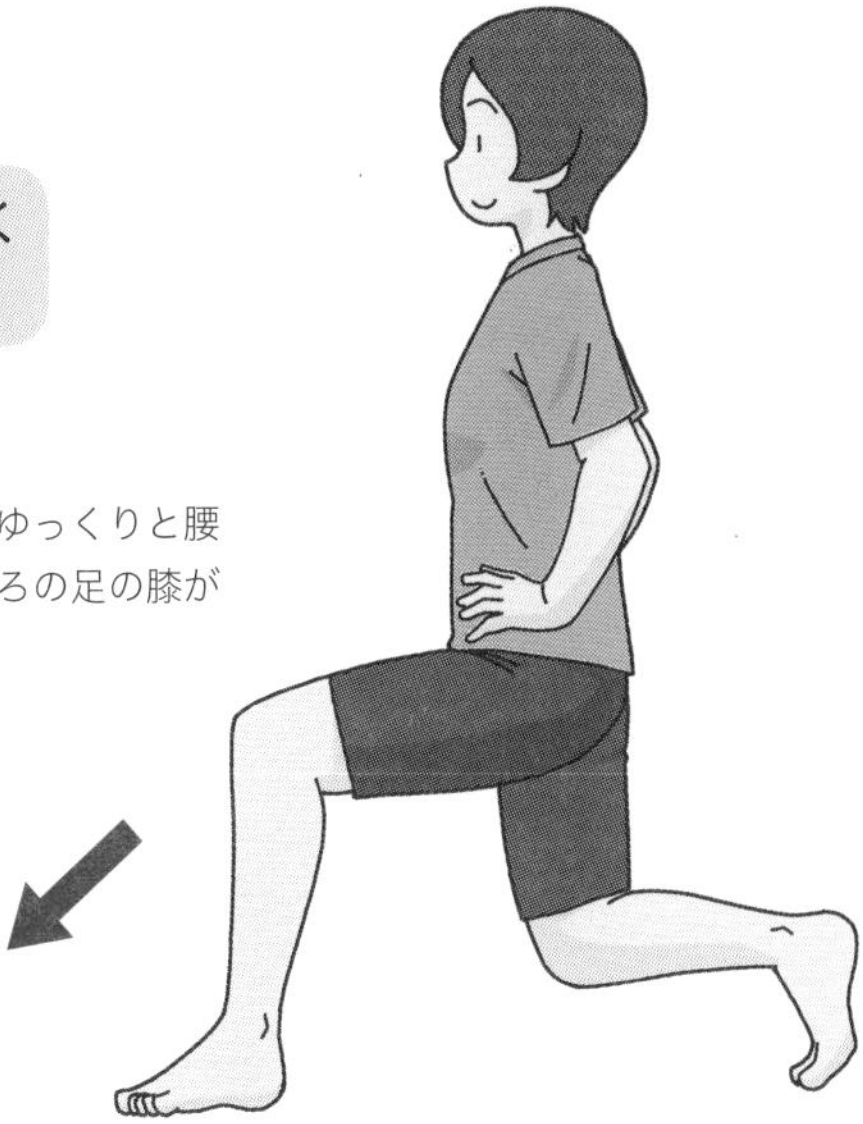

❷ バランスを保ちながらゆっくりと腰を落としていき、うしろの足の膝が床についたら止める

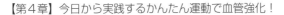

❸ ゆっくりと腰を上げ、元の体勢に戻す

❹ ①〜③の動作を１セット10回行う

❺ 左右の足を入れ替えて、同じ動作を行う

筋肉量アップ・トレーニング③

ヒップリフトで大臀筋を鍛える

1セット20回

ヒップリフトは大臀筋に刺激を与え鍛える筋トレです。ヒップアップにもつながるので、体形が気になる人にもおすすめです。

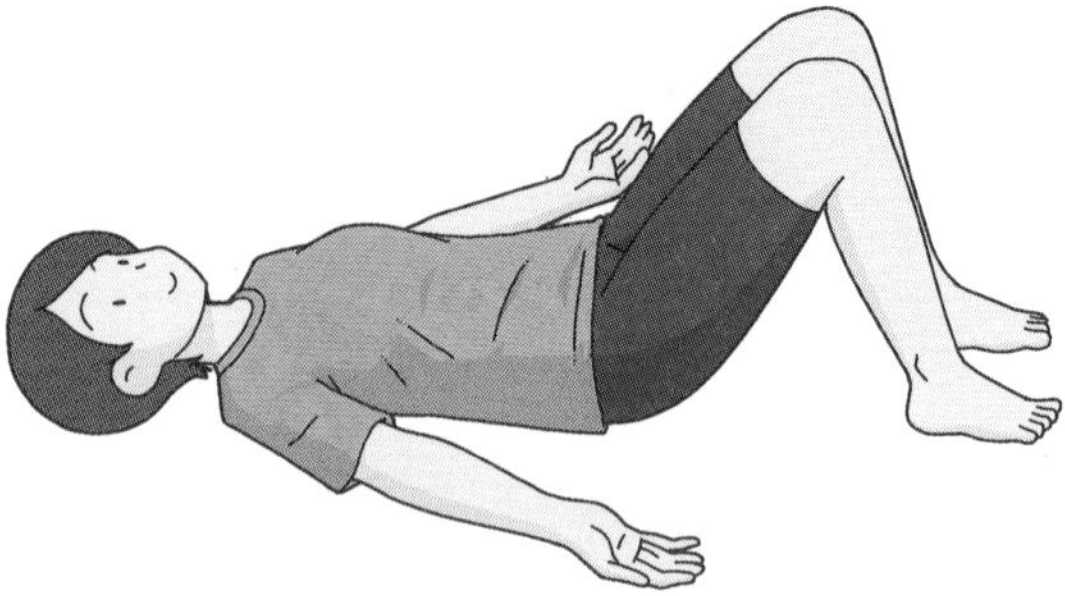

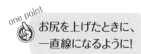

❶ 仰向けになり、両膝を90度ほど曲げ、左右をこぶしひとつ分ほど開く

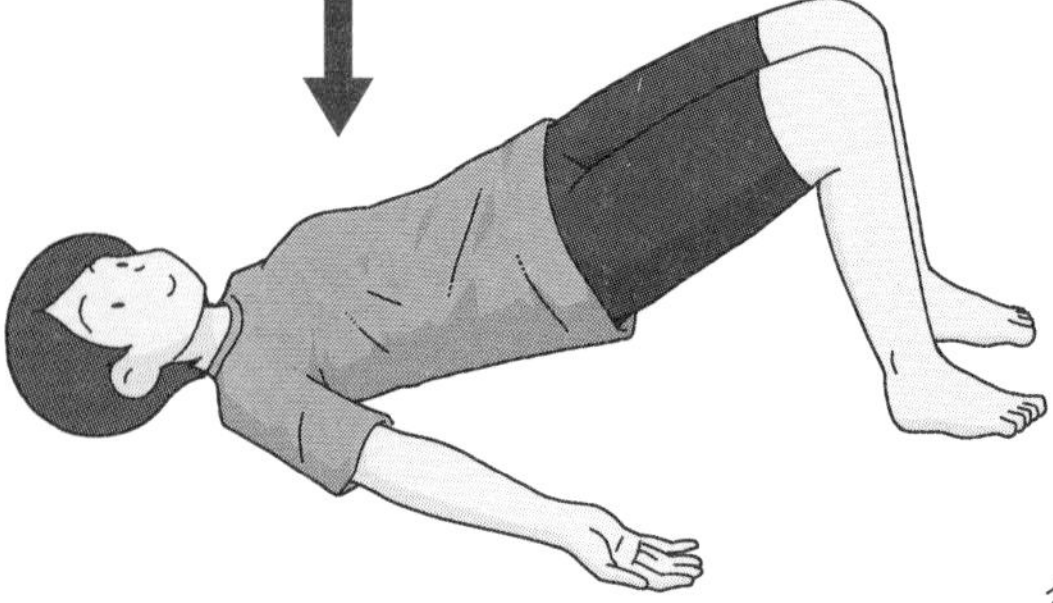

❷ 足の裏でお尻を持ち上げる感じで、肩から膝までが一直線になるまで上げる。その後、ゆっくりとお尻を下げる

one point お尻を上げたときに、一直線になるように!

❸ ①～②の動作を1セット20回行う

1日10回×左右

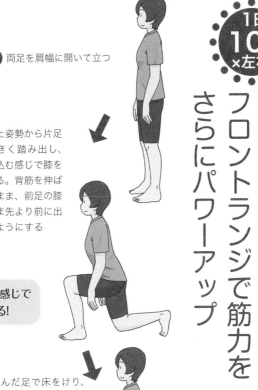

筋肉量アップ・トレーニング④

フロントランジで筋力をさらにパワーアップ

ステーショナリーランジの筋トレに慣れたら、もう少し負荷がかかる、フロントランジに挑戦してみましょう。

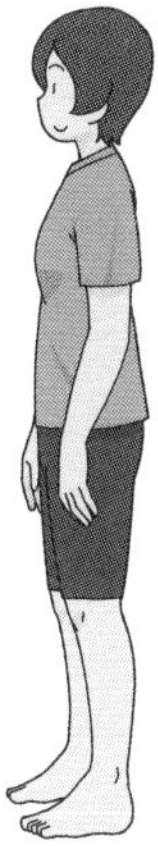

❶ 両足を肩幅に開いて立つ

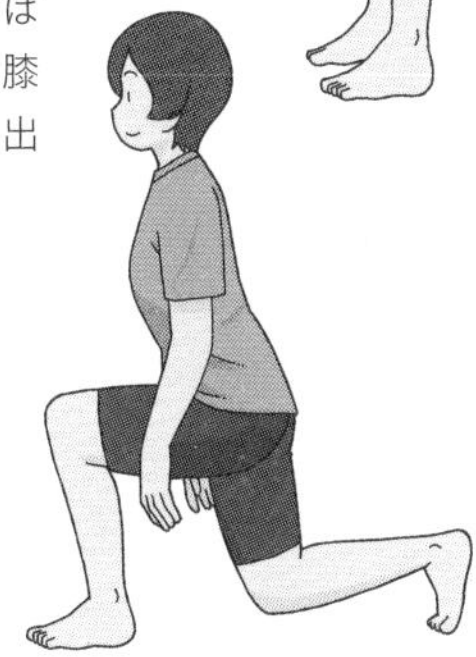

❷ 立った姿勢から片足を大きく踏み出し、沈み込む感じで膝を曲げる。背筋を伸ばしたまま、前足の膝がつま先より前に出ないようにする

one point
沈み込む感じで膝を曲げる!

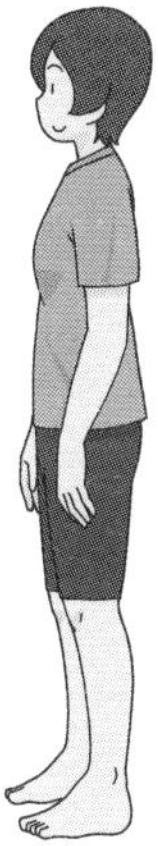

❸ 踏み込んだ足で床をけり、元の体勢に戻る

❹ ①～③の動作を１セット10回行う

❺ 左右の足を入れ替えて、同じ動作を行う

血管マッサージで血管を刺激し血流をアップ！

血流をアップする有効な手段に、血管マッサージがあります。動脈は骨に沿ってからだの深層部を走っていますが、動脈をマッサージすることで刺激を与え、毛細血管、静脈への血流をよくすることができます。

マッサージのコツは、マッサージをする部分に手のひらをおいて、皮膚と骨、骨と筋肉を「ずらす」感じで、骨の周りを上下左右に動かすことです。

ここで紹介するのは、重井《しげい》医学研究所の故・妹尾左知丸《せのおさちまる》先生が考案されたマッサージで、毛細血管とかかわりが深いと思われるものを紹介しています。

1日1回1セット、決まった時間にやっても、合間《あいま》の時間にやってもかまいません。また、マッサージを続けるなかで、「からだがどのように変化したのか？」を感じながら続けてみるのもよいでしょう。

いつでも血流をアップ①

腕のマッサージ

あまり強くなく、表面をなでる程度にマッサージしましょう。

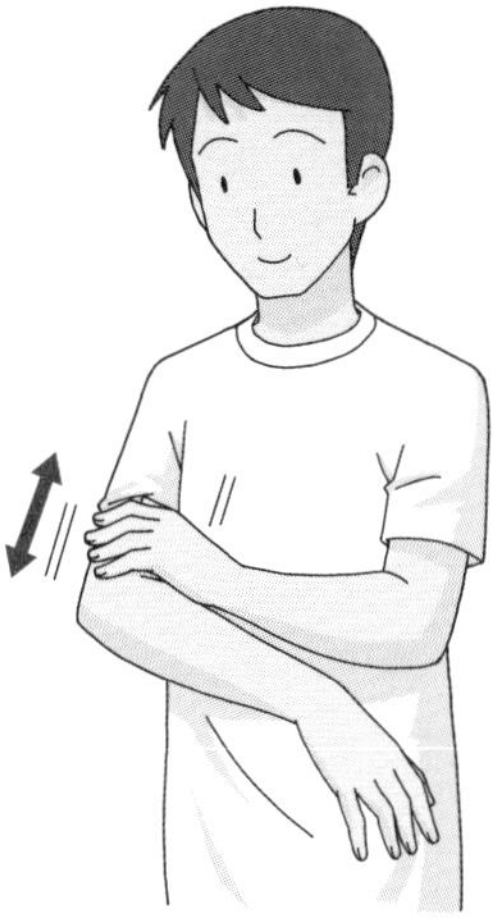

❶ 上腕に手をあて、骨に対して皮膚をずらすようにもむ

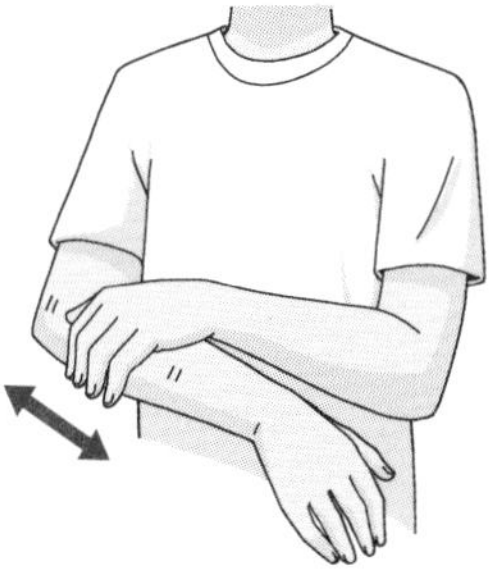

❷ 下腕に手をあて、骨に対して皮膚をずらすようにもむ

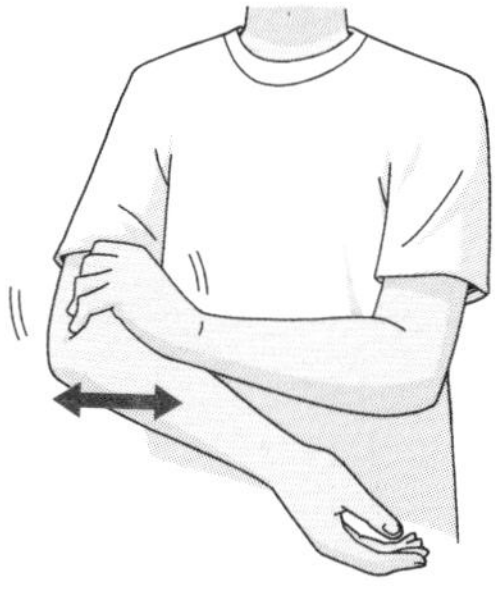

❸ 肘の内側と外側をもむ

❹ もう片方の腕にも①〜③を行う

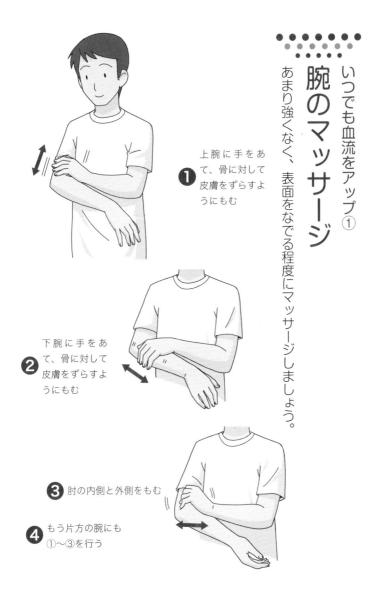

いつでも血流をアップ②

指のマッサージ

指は神経が集中しており、動脈は浅いところを走っています。そのため刺激がしやすく、血流アップにつながります。

❶ 両手を組み、片方の指でもう片方の指を締め付ける

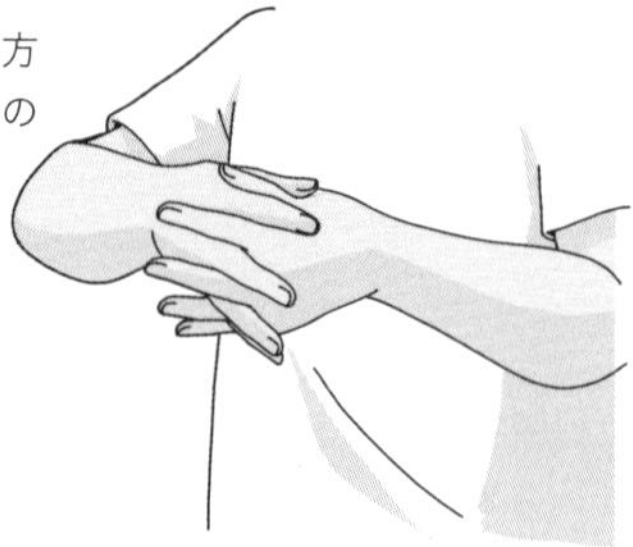

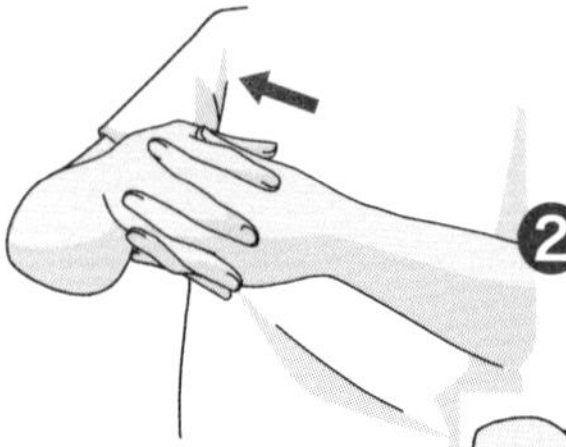

❷ 締め付けたまま、片方の指を左右にゆらしながら抜いていく

❸ 次に片方の指でもう片方の指を、グリグリと回転させながら抜いていく

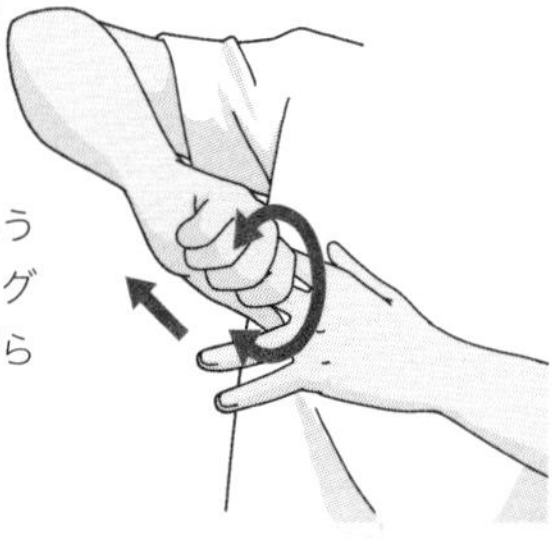

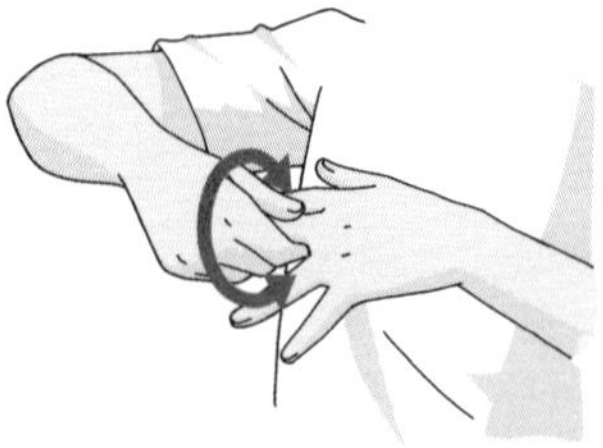

❹ 根元から指先まで、しっかりとしごく

❺ ③と④を１本ずつ行い、同様のことをもう片方の手の指にも行う

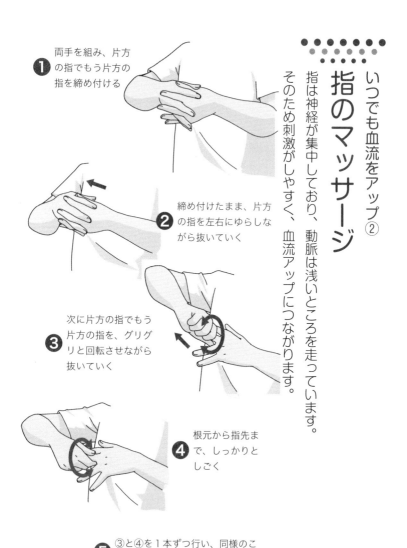

いつでも血流をアップ③

足のマッサージ

心臓から遠く重力の影響を受けやすい足は、血行不良になりがちです。こまめにマッサージをしましょう。

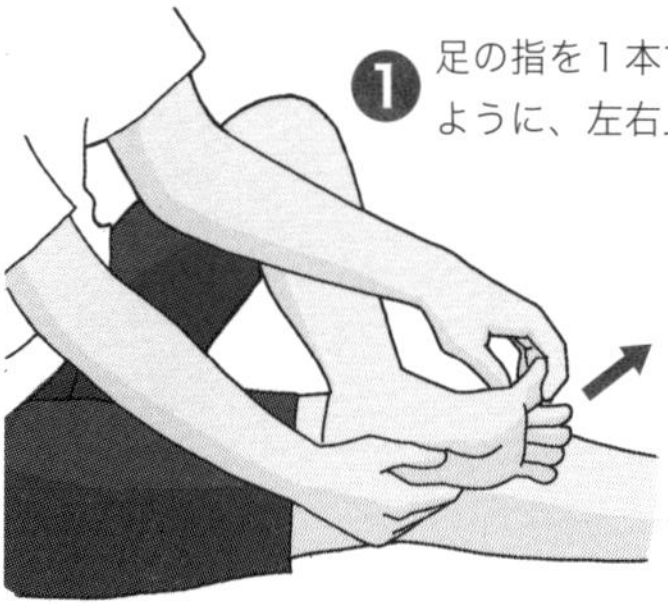

❶ 足の指を１本ずつ引っ張るように、左右上下にゆらす

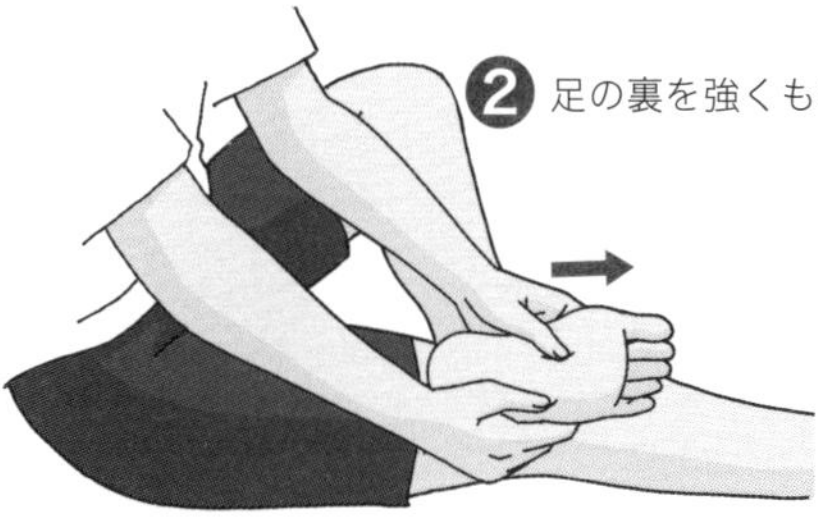

❷ 足の裏を強くもむ

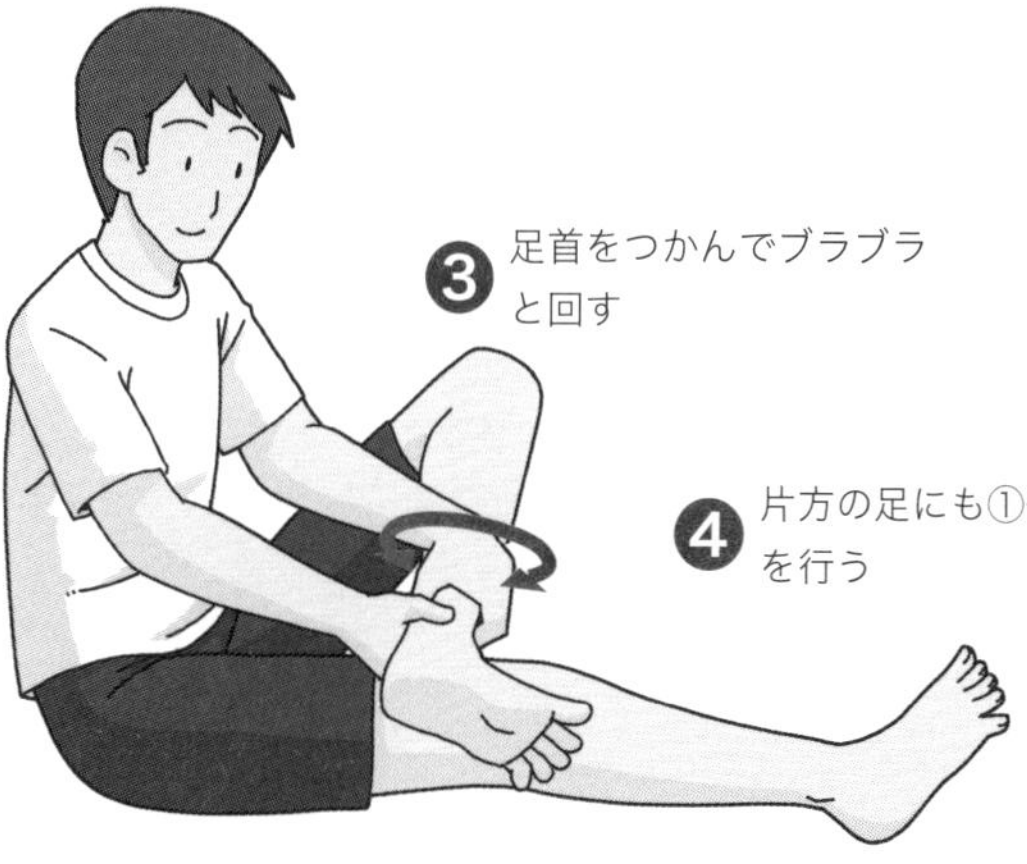

❸ 足首をつかんでブラブラと回す

❹ 片方の足にも①〜③を行う

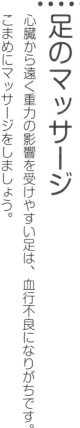

いつでも血流をアップ④

頭のマッサージ

血管が浅いところにあり、神経も多く走る頭部はマッサージがしやすく、気分もスッキリします。

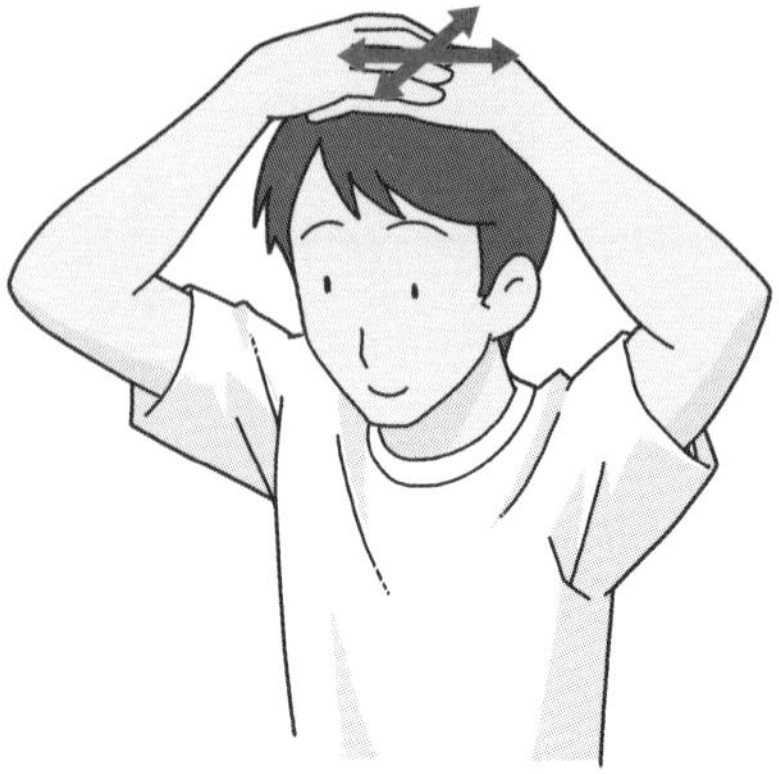
❶ 頭頂部に左右の手を重ねてのせる
❷ 強く押さえて、左右、前後に動かす

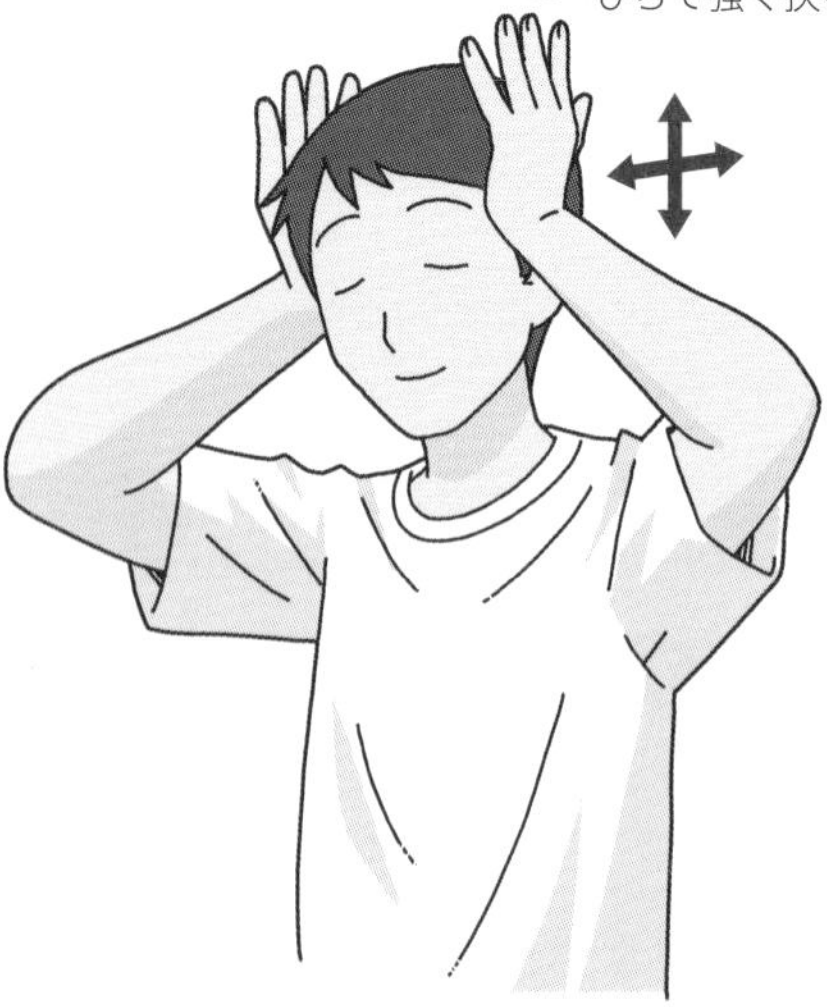
❸ 次にこめかみを両手のひらで強く挟む
❹ 上下、左右に皮膚をずらして血管をもむ

第5章

自律神経を整えれば血流が改善、免疫力も上がる！

加齢による交感神経の乱れが血流悪化と免疫力の低下を招く

自律神経のバランスを整えることが血流をよくし、免疫力《めんえきりょく》アップにつながることについては、第2章でお話ししました。そこで、ここでは少し踏み込んで、自律神経と、血管や免疫、さらには老化との関係について解説しましょう。

まず、交感神経が高まると血管が収縮して血圧が上がり、副交感神経が高まると血管が弛緩《しかん》し血圧は下がります。危険なのは前者で、収縮して細くなった血管のなかを血液が流れるため、血管を傷つけてしまうからです。

いっぽう免疫力との関係では、交感神経が高まると白血球のなかで殺菌作用のある成分をもつ顆粒球《かりゅうきゅう》が増えすぎ、活性酸素の放出によってからだが酸化し、免疫力を下げてしまいます。逆に副交感神経が高すぎると白血球のなかのリンパ球が過剰に増加し、抗原に対して敏感になりすぎてアレルギー性の疾患を起こしやすくなります。

自律神経の4つの状態

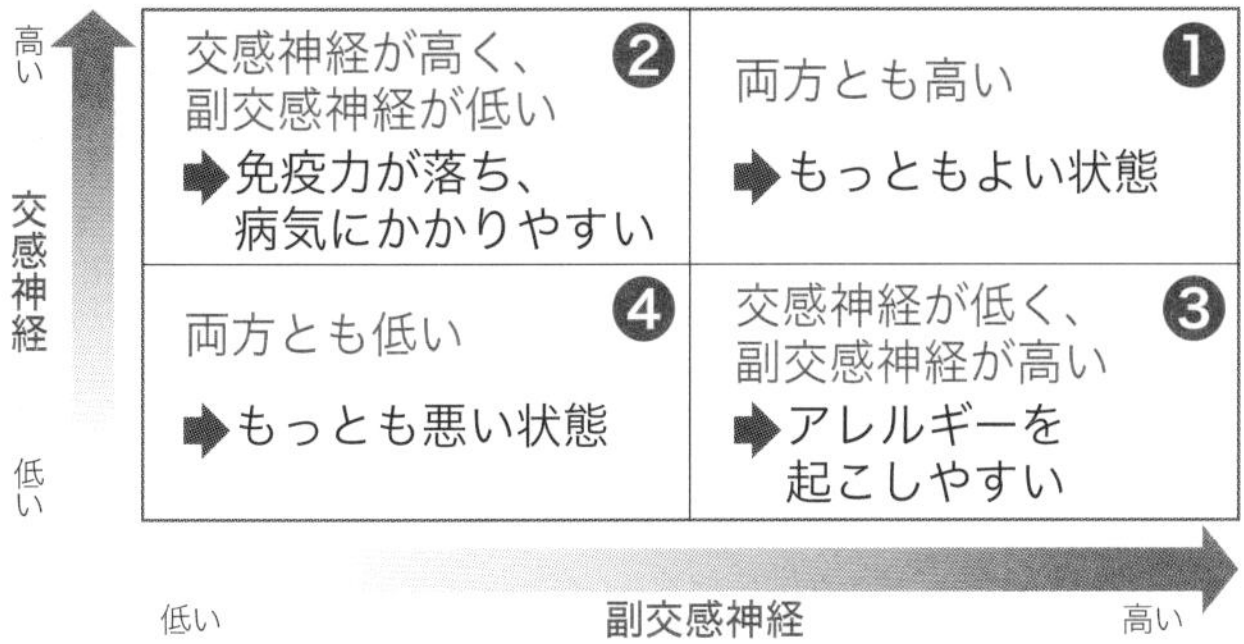

そして近年、自律神経の計測で加齢との関係にあらたな発見がされました。交感神経のレベルが年齢を重ねても男女ともにさして変わらないのに対し、副交感神経は男女ともにレベルが急降下、しかも、男性にその傾向が顕著であることがわかったのです。ホルモンが関係しているという指摘がありますが、いずれにしても、年齢を重ねるにつれ、私たちのからだは上記図の②、あるいは④の傾向が強まっているのです。

自律神経の機能そのものは加齢とともに低下し、しかも、副交感神経が急カーブで低下していく――。ですから、自律神経のバランスを整えつつ、血流をよくして免疫力を高めていく必要があるのです。

1セット
10~20回

血流&免疫力アップ呼吸法①

腹式呼吸で自律神経を整える

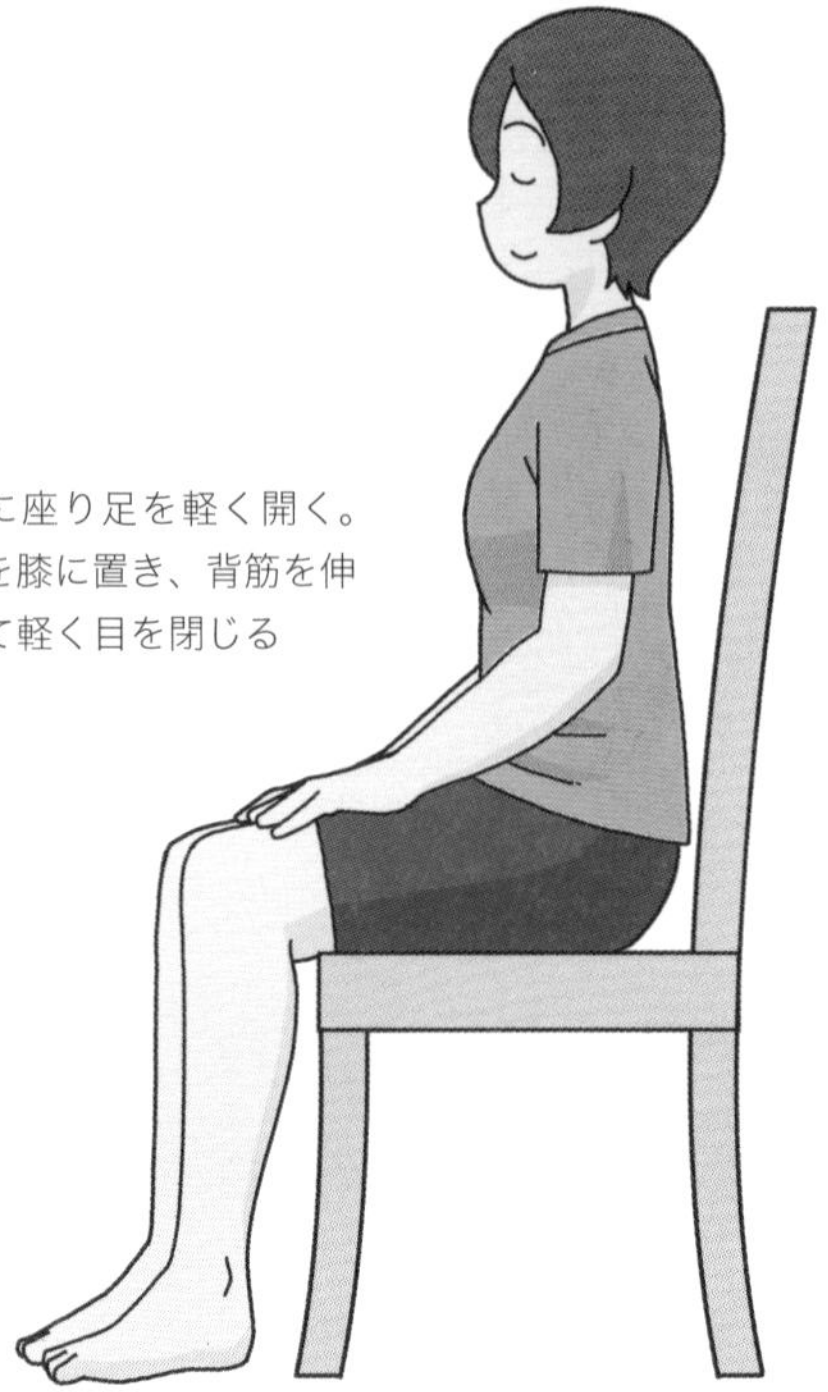

❶ 椅子に座り足を軽く開く。両手を膝に置き、背筋を伸ばして軽く目を閉じる

腹式呼吸を行うと、副交感神経の活動レベルを上げることができます。鼻から息を吸って腹圧を利用して息を吐くと、横隔膜《おうかくまく》が上下します。

横隔膜にはたくさんの自律神経が通っており、呼吸によって刺激を与えることができます。

気分が落ち着かない、何だかイライラする……。そんなときに、やってみてください。

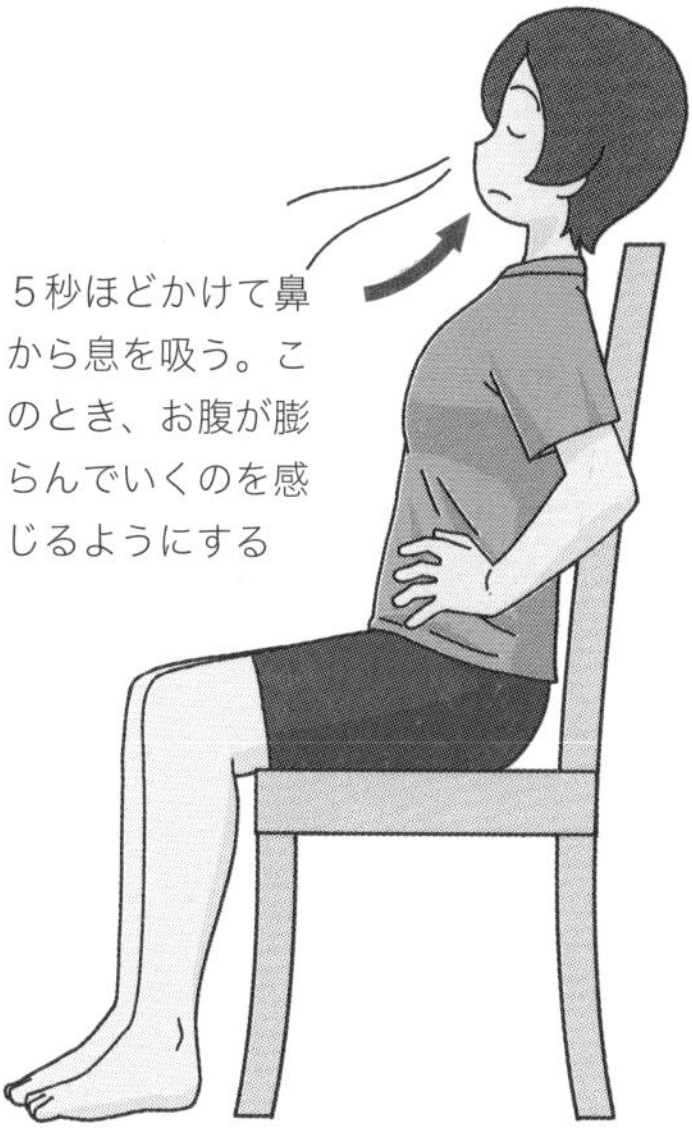

❷ ５秒ほどかけて鼻から息を吸う。このとき、お腹が膨らんでいくのを感じるようにする

❸ からだのなかの悪いものをすべて出しきるようにお腹をへこましながら、口からゆっくりと息を吐き出す

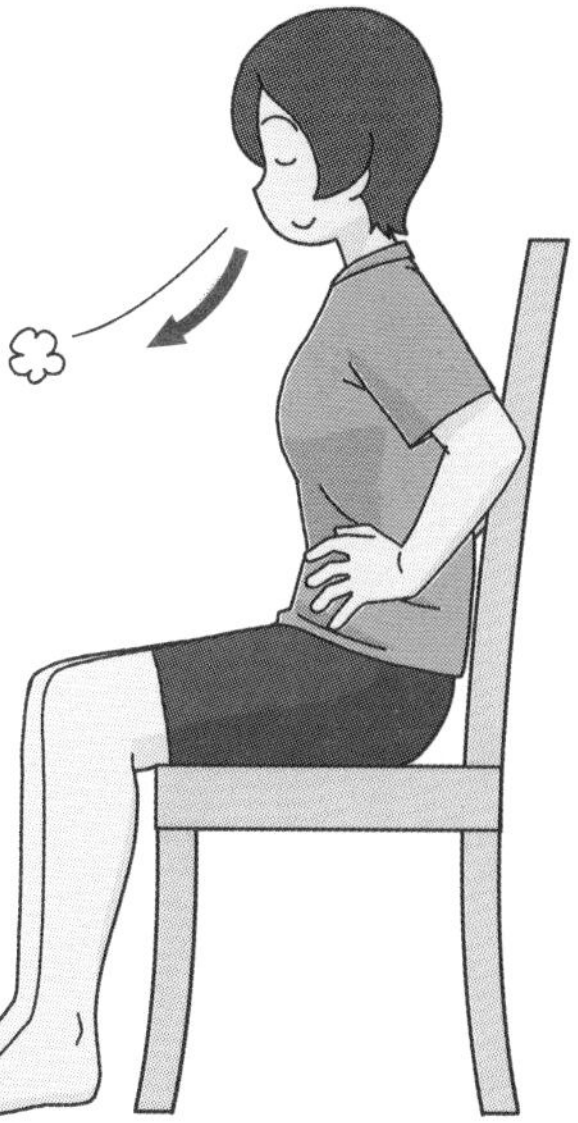

❹ ①〜③の動作を１セット10〜20回行う

one point **吸うときの倍くらいの時間をかけるつもりで吐く!**

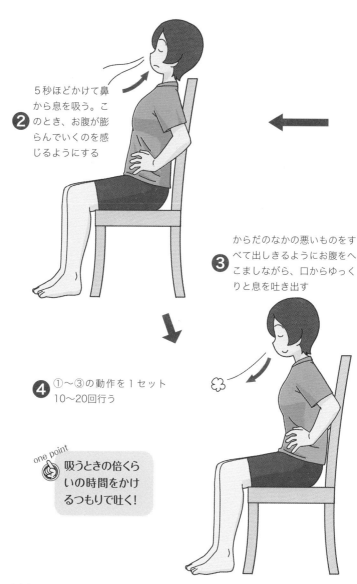

血流&免疫力アップ呼吸法②

片鼻呼吸法で副交感神経を活性化

1セット 10~20回

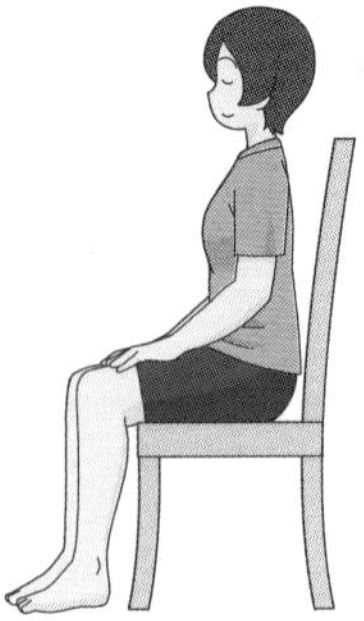

椅子に座り背筋を伸ばし、軽く目を閉じる

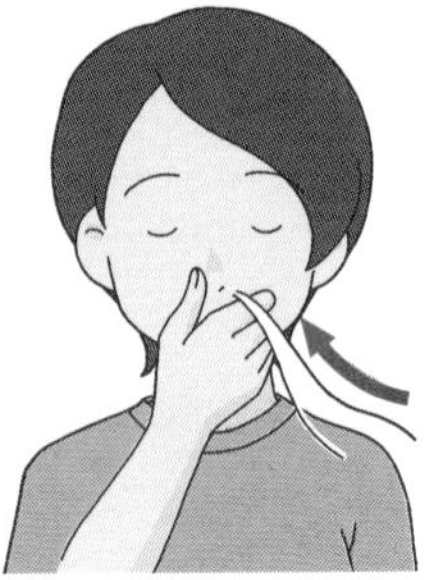

❶ 右手親指で右小鼻を押さえて左小鼻から息を吸う（6秒）

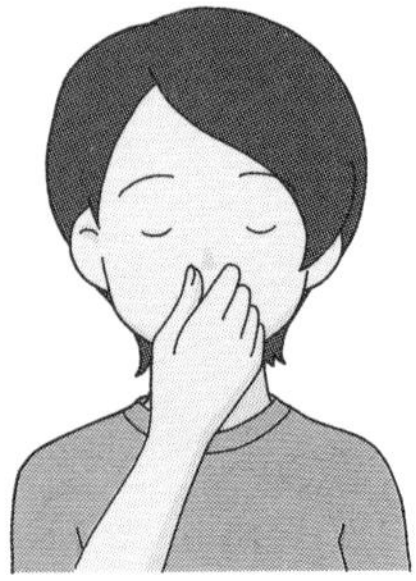

❷ 両方の小鼻を押さえたまま息を止める（3秒）

one point リラックスして、ゆっくり時間をかける！

左右の鼻を交互に使いながら呼吸をすると、右鼻の呼吸で左脳（交感神経）が、左鼻の呼吸で右脳（副交感神経）が活性化します。

この片鼻呼吸法を行うと鼻のなかに一酸化窒素《ちっそ》がつくられます。一酸化窒素が鼻の粘膜を通し吸収されると、血流が促進され、血圧が安定するというメリットもあります。

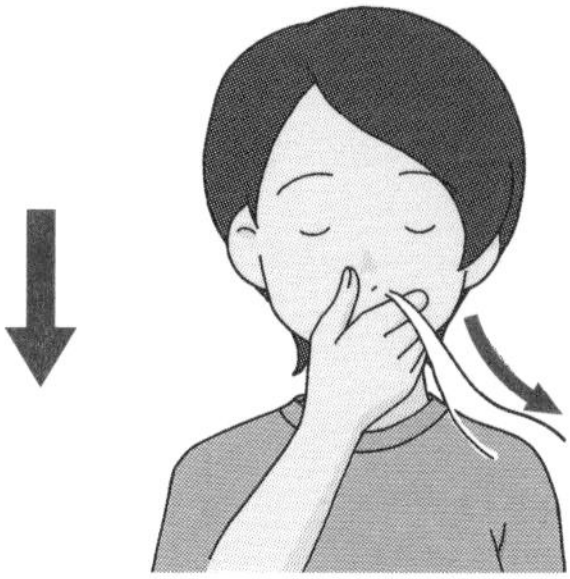

❸ 右手人差し指を離して、左小鼻から息を吐く（６秒）

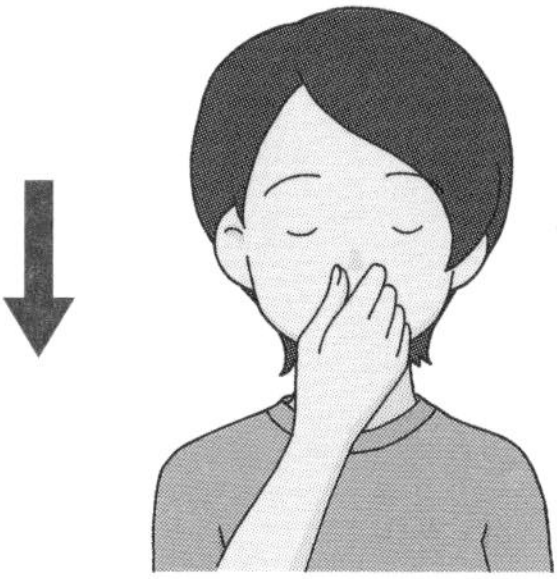

❹ 両方の小鼻を押さえたまま息を止める（３秒）

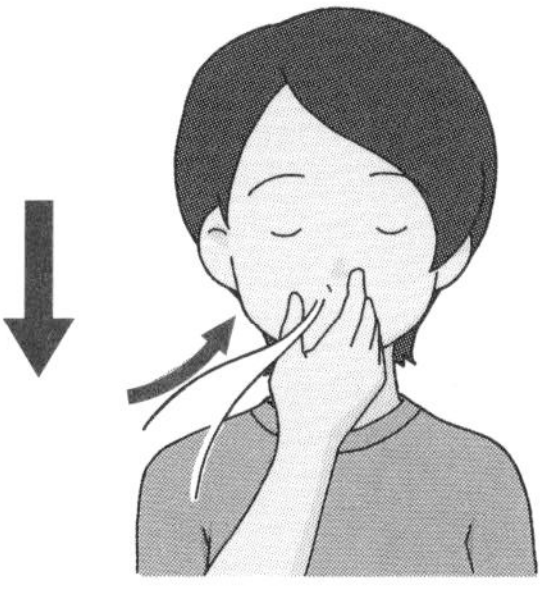

❺ 右手親指を離して、右小鼻から息を吸う（６秒）

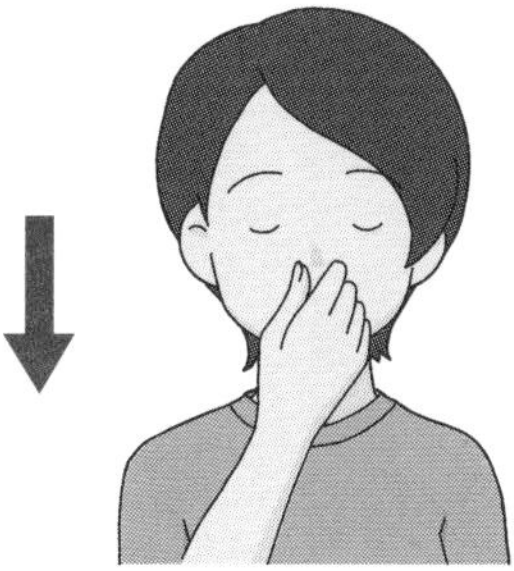

❻ 両方の小鼻を押さえたまま息を止める（３秒）

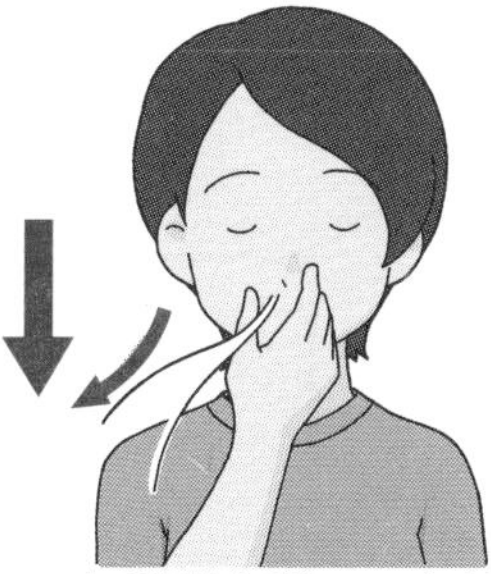

❼ 右手親指を離して、右小鼻から息を吐く（６秒）

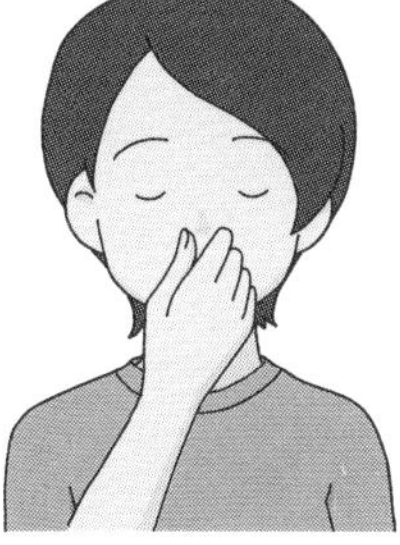

❽ 両方の小鼻を押さえたまま息を止める（３秒）

❾ ①〜⑧の動作を１セット10〜20回行う

太陽光で体内時計をリセット自律神経を整える

睡眠は血管と大きなかかわりがあります。なぜならば、夜、睡眠中に成長ホルモンが分泌され、毛細血管を修復し、新陳代謝をうながしているからです。ですから、毛細血管を活性化させるには、質のいい睡眠が重要になります。そして、良質な睡眠を取るには、1日周期をリズムとする「体内時計」をリセットする必要があります。

体内時計は、血圧や体温、心拍などにかかわる自律神経やホルモンと深く関与しています。そのカギを握るのが「朝起きたら、太陽光を浴びること」なのです。

本来、人間の毎日の基本となるリズムは、およそ25時間だといいます。しかし、地球の周期は1日約24時間なので、このリズムの「ずれ」の調整が必要です。

朝早く目ざめ太陽光を浴びると、目に入った朝の光が体内時計を調整する脳の視交《しこう》叉上核《さじょうかく》に届きリセットされます。これにより睡眠中に出ていた睡眠ホルモンであるメ

朝の光でメラトニンを分泌させる！

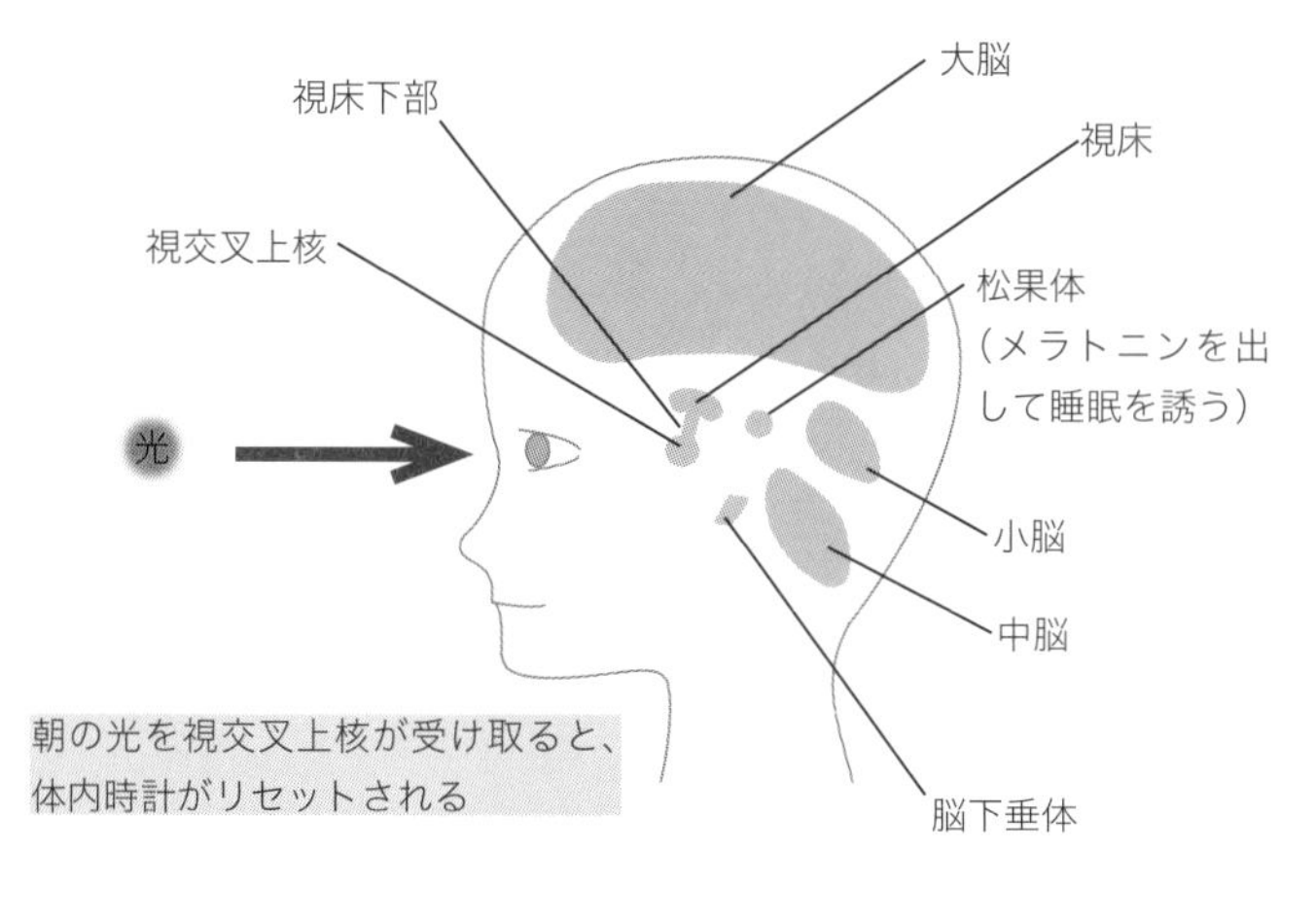

ラトニンの分泌が抑制され、からだが覚《かく》醒《せい》状態になります。ちなみに、朝日を浴びて約15時間後にメラトニンの分泌が始まるので、自然に眠《ねむ》気《け》を感じるのです。

この体内時計のリセットは自然光に限り、人工の光ではリセットできません。くもりや雨の日の自然光でもリセットできますし、夜勤で夕方に起きる方は、夕陽を浴びてもかまいません。

朝、目ざめたら、カーテンを開《あ》けて太陽光を浴び、自律神経を整えて体内時計をリセットする。これを習慣にするだけで、睡眠の質は向上するのです。

朝の目ざめをスッキリさせる！

全身伸ばし体操

1セット
10回

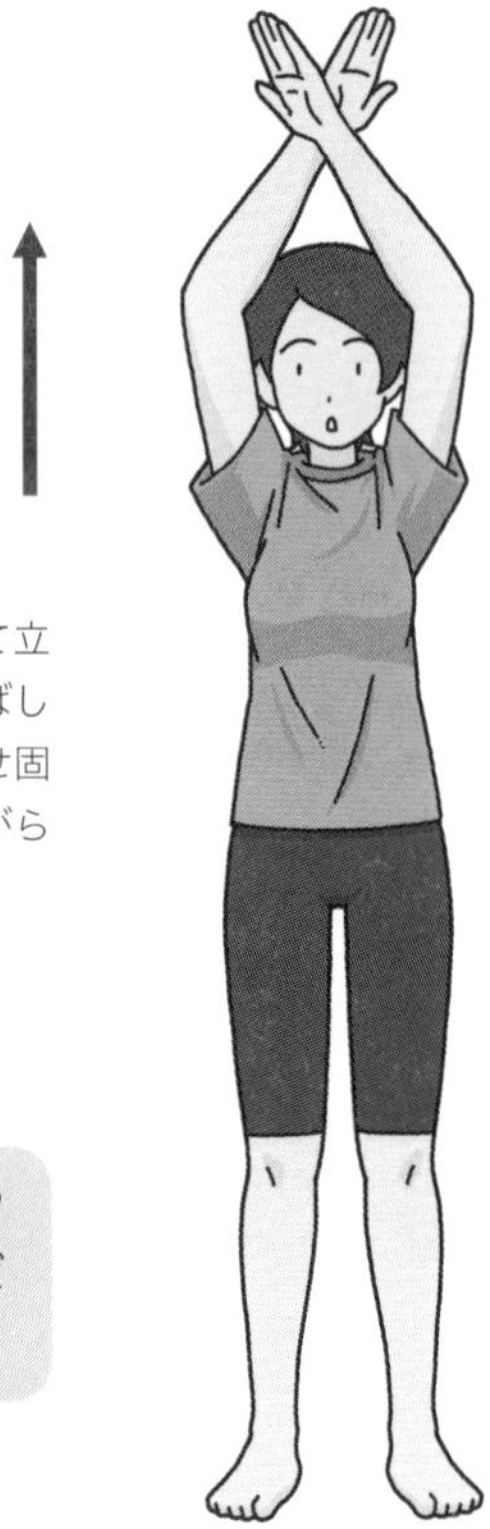

❶ 両足を肩幅に開いて立つ。両腕を上に伸ばして両手首を交差させ固定し、息を吸いながら全身を上に伸ばす

one point
両手首をロックして全身を伸ばして動かす

質のいい睡眠を取ると、副交感神経が高まりスッキリとした朝を迎えることができます。とはいえ、睡眠中はからだが委縮《いしゅく》して硬くなっており、血流もよくはありません。

　このスッキリ感をキープするために、全身を伸ばしリラックスさせる体操をしましょう。全身の血のめぐりがよくなれば胃腸も活発になり、朝食もおいしく食べることができます。

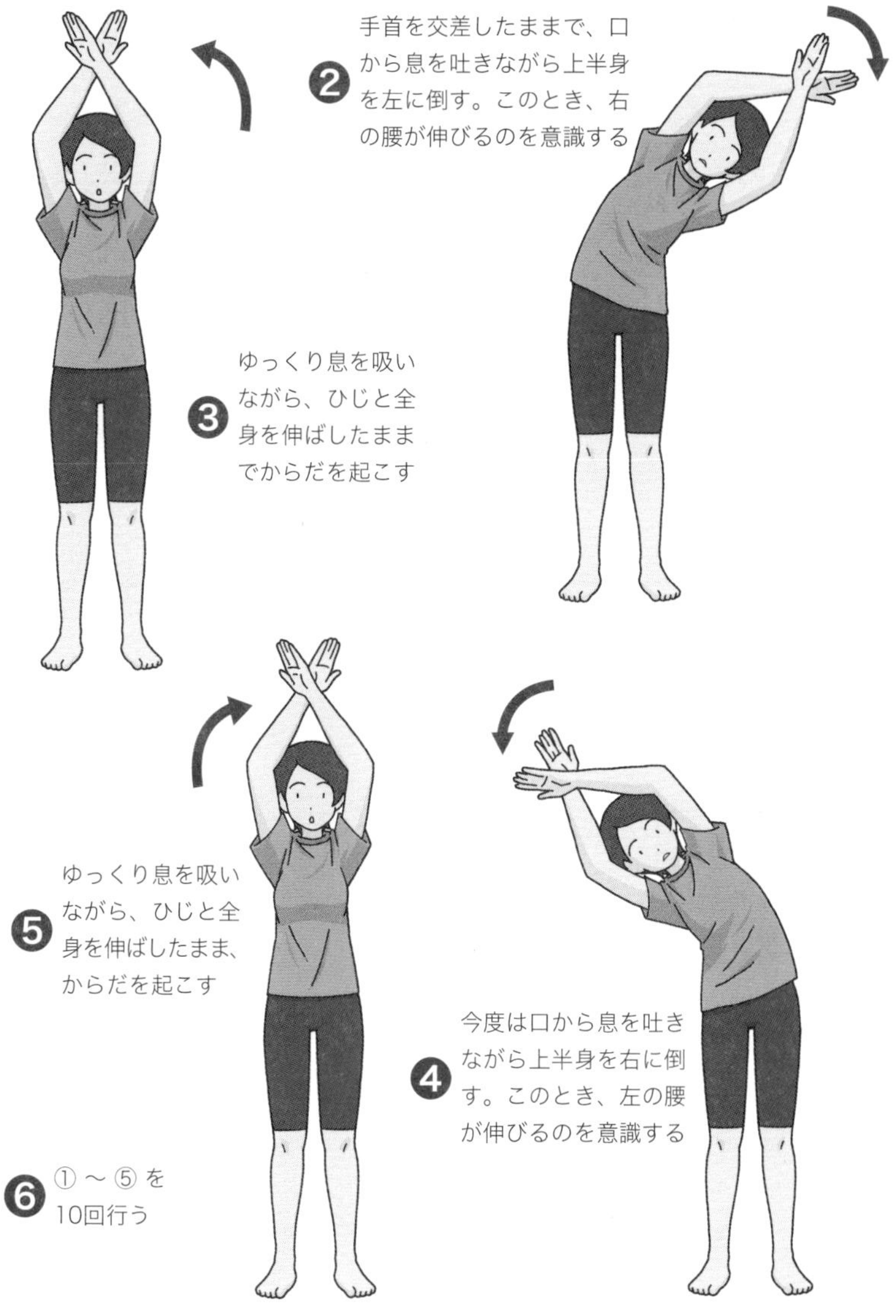
❷ 手首を交差したままで、口
から息を吐きながら上半身
を左に倒す。このとき、右
の腰が伸びるのを意識する
❸ ゆっくり息を吸い
ながら、ひじと全
身を伸ばしたまま
でからだを起こす
❹ 今度は口から息を吐き
ながら上半身を右に倒
す。このとき、左の腰
が伸びるのを意識する
❺ ゆっくり息を吸い
ながら、ひじと全
身を伸ばしたまま、
からだを起こす
❻ ①～⑤を
10回行う

ぬるめのお湯の半身浴でからだのすみずみまで温める

自律神経を整え、血管を活性化させるには入浴方法も大切です。そして、からだによい入浴にはいくつかの基本があります。

まず、シャワーではなく湯船につかること。その温度は39〜40℃のお湯がベストです。ちょっとぬるいと感じるかもしれませんが、血流をコントロールしているのは体温ではなく自律神経。熱すぎると交感神経が上がって血管が収縮してしまうのです。

入浴時間は15分ほどで、最初の5分は肩までつかり、残りの10分はみぞおちまでの半身浴にしましょう。また湯船につかりながら、次ページで紹介する簡単な運動をしてみるのもいいでしょう。

なお、ハーブ入りの入浴剤や炭酸系の入浴剤は個人差もありますが、リラックス効果をもたらすと思います。

入浴での効果を高める！
手足グーとパー体操

1セット
10回

肩までお湯につかったら、手と足を「グー」と閉じたり「パー」と開いたりして、手足の末梢《まっしょう》の血行をよくしましょう。もしバスタブに余裕があるのなら、足を伸ばせばより効果的です。

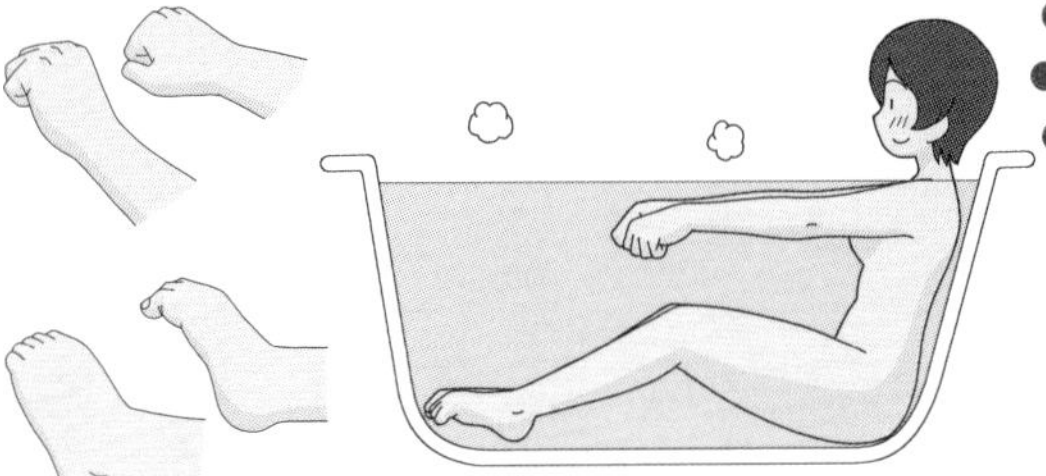

❶ 両方の手足の指を「グー」のように閉じる

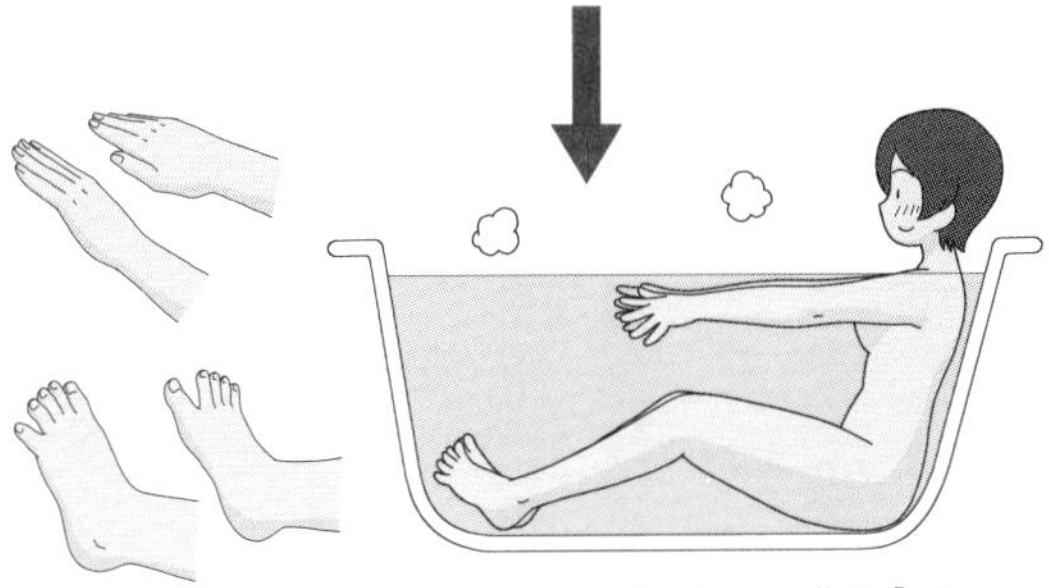

❷ 両方の手足の指を「パー」のように開く

❸ ①〜②を10回ずつ行う

one point
リラックスして「グー」と「パー」をする

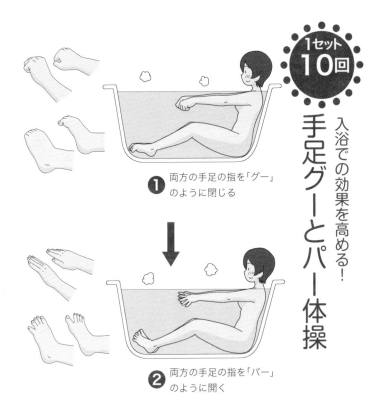

「怒り」を手放し「笑顔」の力で副交感神経をアップ

人間にとっていちばん悪影響を与える感情、それは「怒り」です。怒りを感じると自律神経が乱れ、交感神経のレベルが過剰《かじょう》に上がります。その結果、血管が収縮し心拍数や血圧が上昇、血流が悪化して毛細血管は劣化しゴースト化が加速化します。

逆に、副交感神経を優位にしてくれるのが「笑い」です。

笑うことで、私たちの心はリラックスし、自律神経のバランスが安定します。「笑い」が副交感神経を優位にするという効果については、自律神経の計測データによって証明されています。心からの笑顔はもちろん、口の両端を上げた「つくり笑い」でも、副交感神経がアップするというのです。

また、笑うことで血液中のストレスホルモンが減少し、「幸せホルモン」とも呼ばれるセロトニンの分泌をうながします。セロトニンは心に安定をもたらし、毛細血管にダメージを与えるストレスを軽減してくれます。「怒り」を手放し、笑顔で暮らすことを心がけるだけで、自律神経が安定し、毛細血管を元気にできるのです。

また近年、リンパ節と末梢血管を行き来するリンパ球にも、心の変化が影響していることが判明しています。

人は戦わねばならない、あるいは逃げねばならないという危機的な状態に置かれると、交感神経が活発になります。すると、交感神経ホルモンのノルアドレナリンが分泌されますが、このホルモンがリンパ球に、（いつでも戦えるように）リンパ節にとどまるように指示していることがわかってきたのです。そして、ノルアドレナリンが減少する、すなわち危機的状況を出すると、リンパ球がリンパ節から末梢血管に入っていくこともわかっています。

ストレスが持続していると、リンパ球がなかなか末梢まで行き届かず、炎症などに対応できません。心と免疫は直結しています。ストレスを軽減して、交感神経と副交感神経のバランスを取り、自己のもつ免疫力を高めましょう。

良質な睡眠のための食材と寝る前のおすすめ習慣

良質な睡眠を取るために気を使いたいのが食材です。

睡眠ホルモンのメラトニンについてはお話しをしましたが、脳内物質のセロトニンやメラトニンは、必須アミノ酸のひとつトリプトファンからつくられます。

食べ物から摂取したトリプトファンは、太陽光を浴びると体内で神経伝達物質であるセロトニンへ変わります。そして、脳の松果体《しょうかたい》では、セロトニンから睡眠を促すホルモンのメラトニンが分泌されるのです。

トリプトファンがセロトニンに、そしてメラトニンになる生成変化には時間がかかります。ですから、夜にメラトニンを十分に分泌するためには、朝食にトリプトファンを摂取するのがおすすめです。

トリプトファンを多く含む食材は、牛乳、チーズなどの乳製品、肉類や卵、ナッツ

朝食にはトリプトファンを取ろう！

トリプトファンを多く含む食材

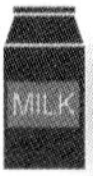

乳製品　肉類　卵　ナッツ類　バナナ

セロトニン

⇓

メラトニン（睡眠ホルモン）に生成変化する！

類、バナナなど。たとえば、朝食に牛乳とバナナを食べれば、効率的にトリプトファンを摂取できるわけです。

　また、不眠の原因としてあげられるのが、光による刺激です。昼間は明るい環境に身を置き、夜は暗めの空間で過ごす。このように光にメリハリをつけることで、メラトニンがスムーズに分泌されます。寝る前まで煌《こう》煌《こう》とした蛍光灯を浴びていると、交感神経が刺激されてしまいます。部屋全体を明るくするのではなく、間接照明などを用い、落ち着いた空間で過ごしましょう。

　なお、就寝前に少し体を動かしリラックスするのも、良質な睡眠につながります。間接照明と合わせ、習慣として取り入れてください。

睡眠にスムーズに入るための

全身伸ばし脱力体操

1セット
5回

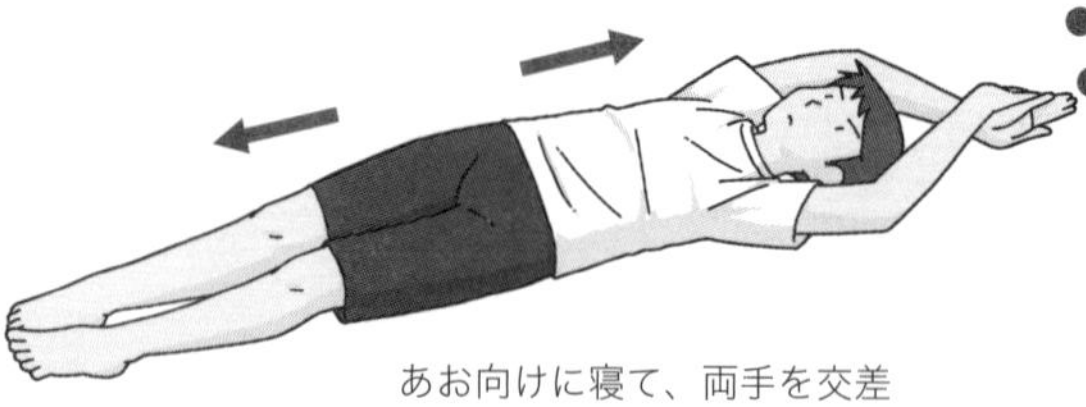

❶ あお向けに寝て、両手を交差させ思いっきり伸ばす。同時に、両足の親指同士も重ね、息を吸いながら全身を伸ばす

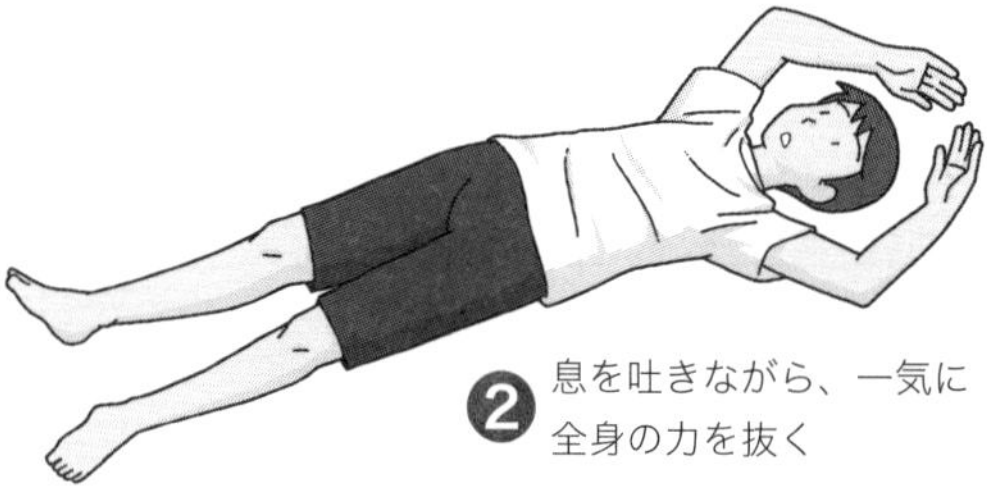

❷ 息を吐きながら、一気に全身の力を抜く

❸ ①〜②を5回行う

明かりを消してベッドに入る前に、全身の筋肉をリラックスさせましょう。

ここで紹介した脱力運動は、緊張（全身を伸ばす）、脱力（力を抜く）を、5回繰り返すもので、お風呂でゆっくりしたあと、寝る前に行うと効果的です。

one point 一気に脱力する

第6章

毛細血管の「ゴースト化」がからだを蝕《むしば》んでいく！

最新の医学で判明した
ゴースト血管と認知症の関係

中高年以上の方が、もっとも懸念する疾患のひとつが「認知症」でしょう。おもな認知症には4種類ありますが、もっとも多いのがアルツハイマー型認知症です。

アルツハイマー型認知症は、脳に「タウ」と呼ばれるタンパク質が蓄積、その影響で神経細胞が死滅してしまうために起きる疾患だとされています。このタウにかかわるタンパク質をアミロイドβ《ベータ》といい、アミロイドβが蓄積して10年ほどたつと、タウによる神経への毒性が始まるのです。近年の研究によって、ゴースト血管が、アミロイドβの蓄積にかかわる原因のひとつであることが、判明しました。※7

脳は神経の中枢という特別な臓器であるため、他の臓器とは異なり、ＢＢＢ(Blood-Brain Barrier＝血液脳関門《けつえきのうかんもん》)という機構によって堅く守られています。その構造は複雑で、血管から直接的に脳に吸収されるのは、脂質のみとなります。

ＢＢＢ（血液脳関門）が脳を守る

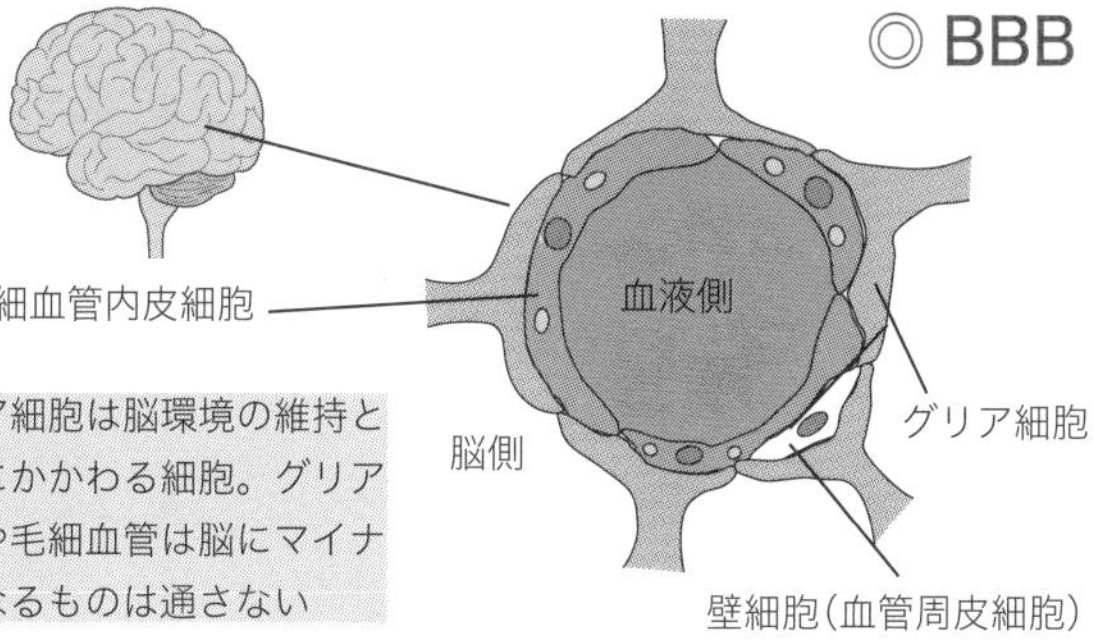

グリア細胞は脳環境の維持と代謝にかかわる細胞。グリア細胞や毛細血管は脳にマイナスになるものは通さない

このBBBの仕組みは脳毛細血管の透過性でつくられています。毛細血管のゴースト化でBBBが破綻《はたん》すると、アミロイドβの回収が滞《とどこお》り、脳に過剰に蓄積されてしまいます。やがて時間が経過すると、タウによる神経への毒性が始まり、アルツハイマー型認知症を発症してしまうわけです。

また、ゴースト血管が脳梗塞《のうこうそく》や脳出血などが原因の認知症、脳血管性認知症の発症にかかわっているということも、十分に推測できます。脳内の血管のゴースト化が、脳梗塞や脳出血の引き金になることが考えられるからです。

脳には解明されていないことが多くありますが、脳毛細血管のゴースト化と脳にかかわる疾患の関係が、新たに発見されることだと思います。

ゴースト血管が「国民病」糖尿病の引き金になる

厚生労働省の「平成30年国民健康・栄養調査報告」（2020年発表）には、20歳以上で「糖尿病が強く疑われる者」の割合について、男性18・7パーセント、女性9・3パーセントと記されています。「糖尿病」は、もはや「国民病」です。

糖尿病は「1型」と「2型」に分けられますが、糖尿病患者の9割は「2型糖尿病」です。食べ過ぎや飲み過ぎ、運動不足などにより膵臓《すいぞう》の働きが弱まることによって発症します。最悪の場合、失明に至る網膜症《もうまくしょう》など、恐ろしい合併症もともないます。

糖尿病は、血液中のブドウ糖の量「血糖値」の数値が、高い状態が続く疾患です。

私たちが炭水化物（糖質）を取ると、消化されて、からだを動かすエネルギー源のブドウ糖になり、血液中に運ばれます。ところが、ブドウ糖は単独ではエネルギーになりません。膵臓から分泌《ぶんぴつ》されるホルモン、「インスリン」の働きかけによって細胞へ取り込まれ、初めてエネルギーとして利用できるのです。

インスリンの分泌は、即座に行われなければなりません。そのため、膵臓の細胞と、インスリンを運ぶ毛細血管の血管内皮細胞は密着しており、血液成分を内皮細胞の穴から膵臓の細胞に、直接、受け渡せる仕組みになっています。この働きが即座に行われないと、ブドウ糖が血液中に溜《た》まり、全身の血管を傷つけてしまいます。

糖尿病の原因として考えられるのが、インスリンの分泌ができない、あるいは、インスリンは分泌しているが、何らかの原因で効果が下がっていることです。

すでにふれたように、毛細血管と膵臓の細胞の連携は、迅速である必要があります。そのため、糖尿病の原因のひとつとして、毛細血管の劣化によって、このやりとりに問題が生じていることが考えられるのです。

なお、インスリンの効果が十分に発揮できない状態で、血管内皮細胞を活性化させると、状態が改善するという動物実験のデータもあります。※8 これらのことからも、毛細血管と糖尿病の因果関係は深いと推察できます。ゴースト化した毛細血管の活性化が、対糖尿病に効果的と考えられるのではないでしょうか。

ゴースト血管が悪循環を招き高血圧を助長する

前項では毛細血管のゴースト化が、糖尿病の引き金になることをお話ししましたが、ゴースト血管は、20歳以上の日本国民の2人に1人とされる、「高血圧」とも関係が深いのです。

毛細血管がゴースト化すると、血管内皮細胞どうしのあいだに余分なすき間ができ、そこから血液が過剰に漏《も》れ出してしまいます。すると、心臓は毛細血管の血流がスムーズではないと察知し、末梢《まっしょう》の血管の血流を改善しようと、さらに強い力で血液を送り出します。このように血圧を上げることで、心臓そのものや血管に負担をかけてしまうのです。

これが重なると、血管が傷つき、動脈硬化により壁にプラーク（コレステロールによってできた塊《かたまり》）ができてしまいます。そうなると、血管が狭くなってしまい、心臓は圧力を強めて血液を流さねばならず、さらに血圧が高くなります。高血圧が動脈硬化を招き、動脈硬化が高血圧を招くという「負の連鎖《れんさ》」に陥ってしまうのですが、これに「毛細血管のさらなるゴースト化」という「負の連鎖」もくわわってしまいます。

本来、大動脈から毛細血管に至るまでに、血流は速度も圧力も緩《ゆる》やかになります。ところが、心臓からの圧力が過剰に強いと、速度も圧力もさして落ちないままに毛細血管に達してしまい、血管内皮細胞を傷つけてしまうのです。

高血圧は典型的な生活習慣病ですから、その要因となる食塩の取りすぎ、肥満、運動不足やアルコールの取りすぎなどを見直すことが大切です。

しかし、血管、とりわけ全身をくまなく走る毛細血管が劣化していては、生活習慣の見直しの効果も存分に発揮できません。高血圧などの生活習慣病の予防・改善には、毛細血管からのアプローチも必要なのです。

骨が生まれ変われず骨粗しょう症の危険性大

骨はタンパク質の線維《せんい》とリン酸カルシウムでできており、他の組織と同様に新陳代謝を繰り返しています。そして、カルシウムの貯蔵庫としての役目をもち、骨髄のなかでは、赤血球、白血球、血小板といった血液の成分がつくられています。

「骨粗《こつそ》しょう症」とは、骨の密度が低下してスカスカになり、骨が弱くなり骨折を起こしやすくなる病気です。閉経後のホルモンバランスの変化や、腸管でのカルシウムの吸収が悪くなることが、そのおもな原因としてあげられてきました。しかし、2014年に発表された論文によって、骨の毛細血管のゴースト化が、骨粗しょう症の原因のひとつであることが、わかったのです。[※9]

骨の先端部分には、関節のクッションの役目を果たす海綿骨がありますが、この海綿骨の周囲に、大量の毛細血管が存在することが確認されました。

骨も毛細血管によって形成されている

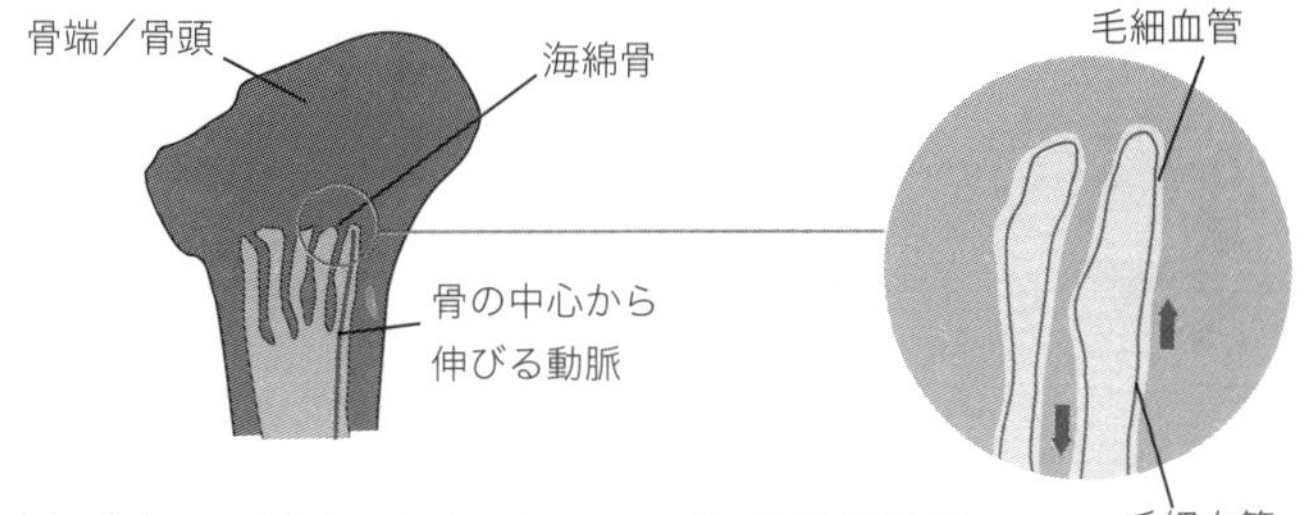

※参考：『ゴースト血管をつくらない33のメソッド』（毎日新聞出版）

そして、これら毛細血管の血管内皮細胞から、細胞間の情報を伝える役割のタンパク質が、骨の細胞に「アンジオクラインシグナル」と呼ばれる成長因子（細胞の成長や増殖をうながす物質）を送り、その信号を受け取った細胞が、新しい骨をつくっていたことが明らかになったのです。

ところが、骨の毛細血管がゴースト化すると、動脈からの酸素と栄養が骨の細胞に届かなくなるうえに、成長をうながす信号も途絶えてしまいます。

これまで、骨粗しょう症の予防には、カルシウムとともに、その吸収を助けるビタミンDを取ることなどがあげられてきました。それにくわえ、海綿骨周辺のゴースト血管が一因として明らかになったことで、さらなる予防策が増えたことになったのです。

「健康と抗加齢の中枢」腎臓もゴースト血管で機能に障害！

腎臓《じんぞう》の役割は心臓から送り出される血液を濾過《ろか》して、余分な水分や老廃物などを尿として排出することです。血液は大動脈から枝分かれした腎動脈を流れ、腎小体《じんしょうたい》（糸球体《しきゅうたい》とボウマン嚢《のう》）に運ばれます。

そのなかで毛細血管はとぐろを巻いたかたち（糸球体）をしており、このなかを老廃物を含んだ血液はめぐり、濾過されます。濾過された液体は糸球体を包むボウマン嚢に入り尿細管へと送られ、やがて腎盂《じんう》や尿管などを経て尿として排出されます。

この際、何と約99パーセントが再吸収され、残りの1パーセントが尿となるのですから、腎臓はきわめて優《すぐ》れた濾過機能を備えているのです。

腎臓病で多いのが、タンパク尿や血尿が長期間続く糖尿病性腎症で、息苦しさなど心不全の症状をともないます。

毛細血管が腎臓の濾過機能を支える

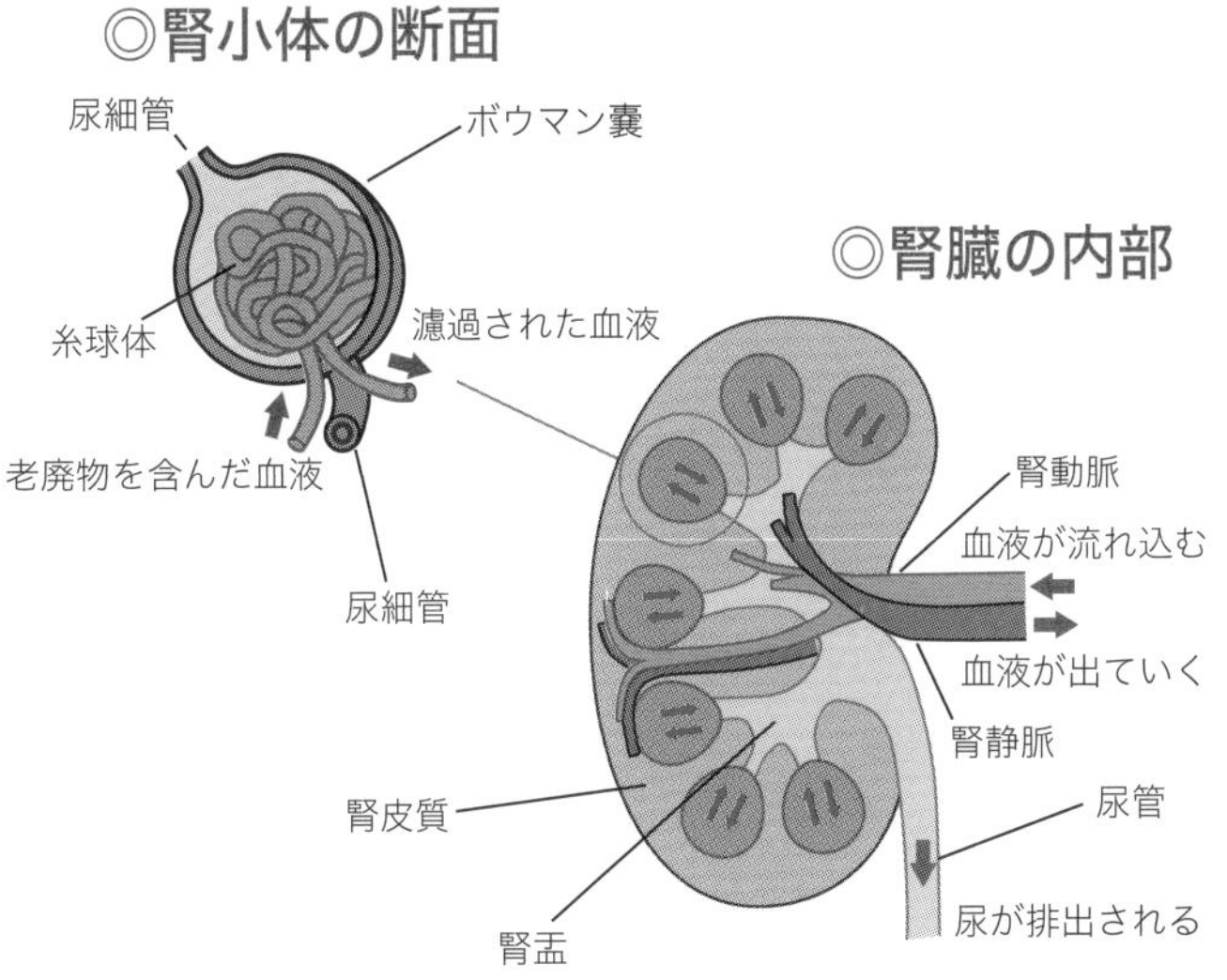

この原因として考えられるのが、糸球体内の毛細血管がゴースト化し、壁《へき》細胞がはがれてタンパク質が漏れ出すことです。

また、体液の量と質などの量を一定に保つ役割の糸球体がダメージを受けると、病気や老化の始まりになることが研究で明らかされています。

腎臓はまさに「健康と抗加齢の中枢」です。腎臓の毛細血管を活性化して、病気に負けず、いつまでも若々しくありたいものです。

日々、感じる体調不良にも毛細血管と自律神経が関係

私たちの体温は、つねに36℃前後に保たれていますが、体温調整の陰には毛細血管の働きがあります。心臓から送り出された血液は動脈を経《へ》て、内臓のなかで温められて、毛細血管へと流れます。その間に血液の温度は少しずつ下がりますが、毛細血管が拡張や収縮をして熱を逃がしたり保つなどして、温度を維持しています。

毛細血管の収縮・拡張をコントロールしているのは、細動脈の周囲の自律神経です。自律神経には交感神経と副交感神経があり、必要に応じて切り替わりバランスを保っています。外気温に対しても同様です。寒いときは、毛細血管を収縮させて血流を抑えることで熱の放出を少なくし、逆に暑いときは、毛細血管を拡張して血流をよくして皮膚の表面温度を上げ、発汗をうながし体内の熱を放出します。

また、自律神経のバランスが崩《くず》れ、毛細血管の体温調整が正常でないと、低体温に

なり免疫力が下がり、体調がよくないという状態になります。高体温だと脂肪の燃焼をうながしますが、低体温だと脂肪が蓄積してしまいます。

さらに、毛細血管はホルモン情報の伝達に大きくかかわっています。

ホルモンとは、からだの機能を調整する生理的物質の総称で、成長ホルモン、女性ホルモンなど、確かめられているものだけでも100種類ほどあるとされています。

たとえば、血糖値を下げるインスリン。インスリンは膵臓から分泌されるホルモンの一種で、糖の代謝を調節し、血糖値を一定に保つ働きをします。また、睡眠ホルモンのメラトニンは脳から分泌され、睡眠と覚醒のリズムを整え睡眠をうながします。

これら臓器でつくられたホルモンは、毛細血管から放出され運ばれていきます。そして、毛細血管が臓器や組織にしみこませるようにして、奥の奥まで運ぶのです。ですから、毛細血管がしっかりと機能していないと、ホルモンのバランスが崩れ、からだに不調が生じてしまうのです。

このように、毛細血管および、毛細血管と関係性が強い自律神経は、日々の体調に大きくかかわっているのです。

抗がん剤が効かないのはゴースト血管が原因だった！

がんの治療には大きく分けて、手術・放射線療法・薬物療法の3つがあります。治療ではこの3つのどれか、あるいはいくつかを用いて対処します。ところが、薬物療法で本来の効果が見られない場合があります。

がんは、正常な細胞から発生した異常な細胞（がん細胞）が体内で増殖し、周囲の組織を圧迫する、破壊するといったことで機能障害を引き起こす病気です。

DNAの暗号に異常が生じる、あるいは暗号そのものは変わらなくても、誤った使われ方をしてしまうと遺伝子に傷がつき、その結果、突然変異してがん細胞が発生します。

がん細胞がやっかいなのは、低酸素の状態でも増殖を続け、死滅しにくいということにあります。がん細胞が増殖した分、腫瘍《しゅよう》組織が大きくなっていくのです。

がん組織の毛細血管はゴースト血管だった

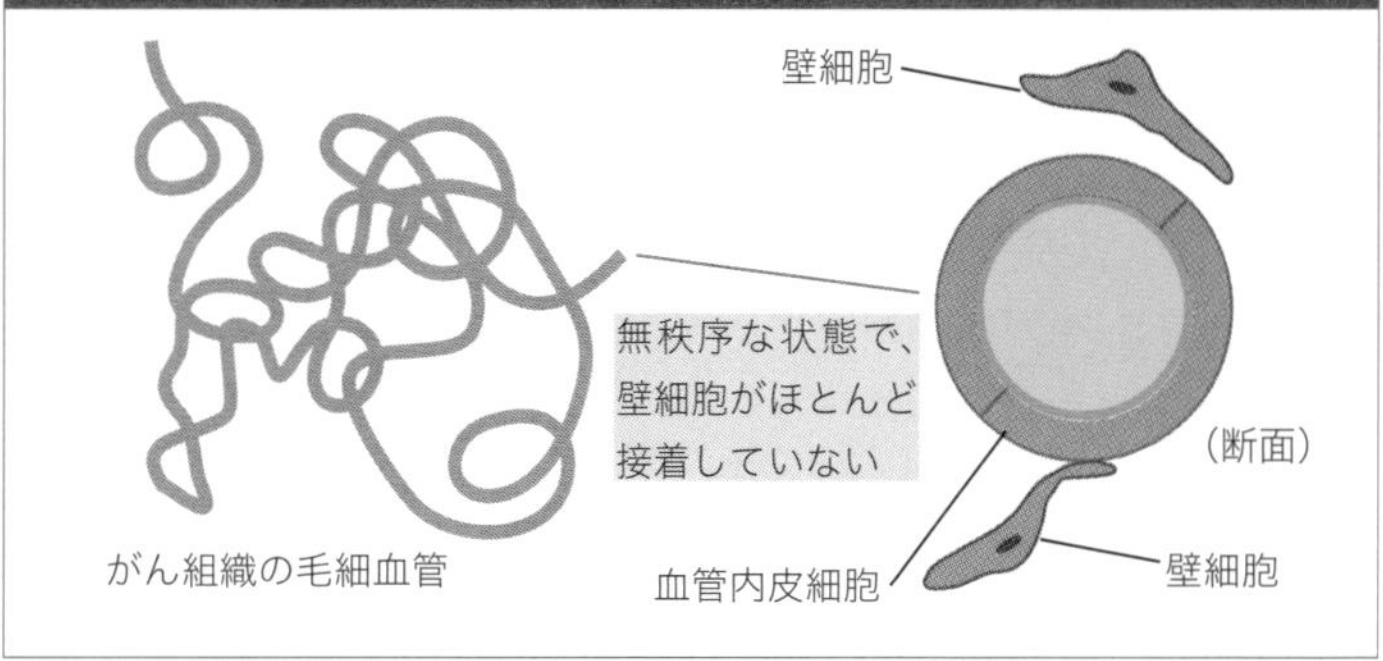

がん組織の毛細血管は、まさにゴースト血管です。壁細胞は多少あるものの、ほとんど血管内皮細胞に接着していません。まっすぐ伸びることがない、だんご状態の未成熟な血管です。これでは酸素や免疫細胞を運ぶという役目は果たせません。

抗がん剤は血管内外の圧力を利用して拡散をさせますが、未成熟な血管ではその圧力をうまく使えず、がん細胞への運搬が十分に行えないのです。また、放射線治療は酸素を必要としますが、がん組織は低酸素状態にあるので、その効果も発揮できません[※10]。

もちろん、がんにならないに越したことはありません。仮に罹患《りかん》したとしても、現代ではがんは治療できる病気です。より効果的な治療ができるよう、ゴースト化した血管の改善が何より必要なのです。

まだあるゴースト血管の弊害と疾病やからだへの悪影響

ここまで、毛細血管が劣化、ゴースト化して引き起こす疾病《しっぺい》などについてお話しをしてきました。しかし、ゴースト血管が原因となるからだへの悪影響はまだまだあります。左記したものはすべて、ゴースト血管がかかわっていると考えられます。

●肝機能の低下

肝臓の再生や機能の維持のために、毛細血管の血管内皮細胞から、成長や増殖をうながす物質であるアンジオクラインシグナル（133ページ参照）が送られている。毛細血管のゴースト化が、この仕組みに支障をもたらすと、肝機能が低下する危険性がある。また、肝臓内の毛細血管の減少と肝臓の線維化（硬化）が密接な関係をもっていることがわかっており、線維化が進むと肝硬変につながるとされている。

●重い便秘

小腸のなかで毛細血管は、網目のように密集している。腸内の毛細血管がゴースト化すると腸全体の粘膜《ねんまく》がむくみ、蠕動《ぜんどう》運動が弱くなって便秘になる。便秘が習慣になると、腸内細菌の状態が異常になり、がんや肝臓疾患につながることがある。また、栄養の吸収に障害が出る危険性もある。

●アトピー性皮膚炎

既存の血管から分岐して、新たな血管が生まれる生理的現象が「血管新生」。これによって生まれた毛細血管に未熟なものが多いと、炎症の際に活発になる免疫細胞のマクロファージが活性化して、アレルギーの症状を起こす物質ヒスタミンが放出されやすくなり、感覚を司る知覚細胞が刺激されてかゆみが出る。ヒスタミンは血管からの血液の漏れの原因にもなるので、炎症が続いてしまう。

●リウマチ

女性に多い病気の関節リウマチは、関節が炎症を起こし、腫《は》れと痛みをともなう。炎症を抑えようと血管新生が起きるが、未熟な毛細血管なために血液成分が漏れ、その状態のまま血管新生が止まらなくなり炎症が続く。

そのほかにも、加齢黄斑《おうはん》変性症、緑内障《りょくないしょう》など、失明につながる眼疾患との関係も指摘されています。

とくに、加齢黄斑変性症は欧米では成人の失明原因1位の病気で、近年、日本でも増加しています。これは、加齢とともに網膜の中心の組織、黄斑に老廃物が蓄積することで障害が起きる、あるいは黄斑での血管新生で生まれた、新たな血管が原因で障害が起きる病気です。炎症を止めるために生まれたにもかかわらず、ゴースト化して血液が漏れ出てしまい、みずから網膜を傷つけてしまうのです。

感覚器官のなかでも、目は毛細血管と深いかかわりをもちます。目の健康のためにも、毛細血管のゴースト化は避けるべきなのです。

第7章

肌に髪の毛の老化も
ゴースト血管が原因！

毛細血管の老化が見た目の老いの「格差」を生む

「老《お》い」は、誰にでも等しく訪れます。50年生きれば50歳に、60年生きれば60歳になるのです。しかし、「見た目の老い」となると話しは変わります。

私は大手化粧品メーカーと共同で、毛細血管と皮膚の関連性について研究を行ってきました。その研究のなかで確認したことがあります。紫外線にさらされる頬《ほお》の皮膚では、その他の皮膚に比べて、真皮《しんぴ》から表皮《ひょうひ》（147ページの図）へ向かう毛細血管の長さが短く、血管のネットワークもおろそかになっていました。

また、加齢とともに、真皮から表皮直下まで届く毛細血管の数が減少していることも明らかにされています。

加齢とともに表皮が薄くなり、たるんだ状態になることも、組織を研究する組織学においても示されていますが、これが組織に酸素や養分を与える毛細血管が減少する

肌のシミやしわの状態と
毛細血管のゴースト化が
比例！

動脈の血管年齢が
高い人ほど、
見た目年齢も高い！

血管の老化……それは、あなたの「見た目」に表れる！

ことによるのは、明らかだと思います。

愛媛大学の教授であり、同大学医学部附属病院抗加齢・予防医療センターのセンター長の伊賀瀬《いがせ》道也《みちや》氏は、「見た目年齢と血管年齢」の相関関係を調べています。

抗加齢ドックを受診した273人（平均年齢67歳、女性が6割）を対象に、顔のしわやたるみ、むくみなどを解析し、見た目年齢を推定。血管年齢を調べるために動脈硬化の進行度を測定しました。すると、動脈硬化が進んだ人、すなわち血管年齢が高い人ほど、見た目年齢も高いという結果が明らかになったのです。

第2章の冒頭で「人は毛細血管とともに老化する」という内容を述べましたが、このように、血管の老いは見た目に表れます。そこで本章では、肌や頭髪の老化とゴースト血管がどのような関係にあるのかについて、お話しをしましょう。

「見た目の老い」を左右する肌と毛細血管の関係とは？

「肌」は見た目を大きく左右します。朝起きて顔を洗ったときに、「ああ、老《ふ》けたなあ」と嘆き悲しんだ経験は、どなたもおもちでしょう。

一般に皮膚と呼ばれている部分は「表皮」「真皮」の2層構造になっています。表皮は一番外側から角質層、顆粒層《かりゅうそう》、有棘層《ゆうきょくそう》、基底層となり、その下に真皮、皮下組織という層が重なった組織があります。

基底層では新しい角質の細胞がつくられます。そして、古い細胞は徐々に外側の層へ押し上げられ、最終的に角質層に一定の期間留《とど》まったあと、アカとして剥《は》がれ落ちていきます。なお、肌の細胞が新しく生まれ変わるこのサイクル、ターンオーバー（代謝回転）も、加齢とともにスピードが衰えていきます。

肌の構造では毛細血管は真皮までしかなく、届けられた酸素や栄養は、真皮から直

肌の構造

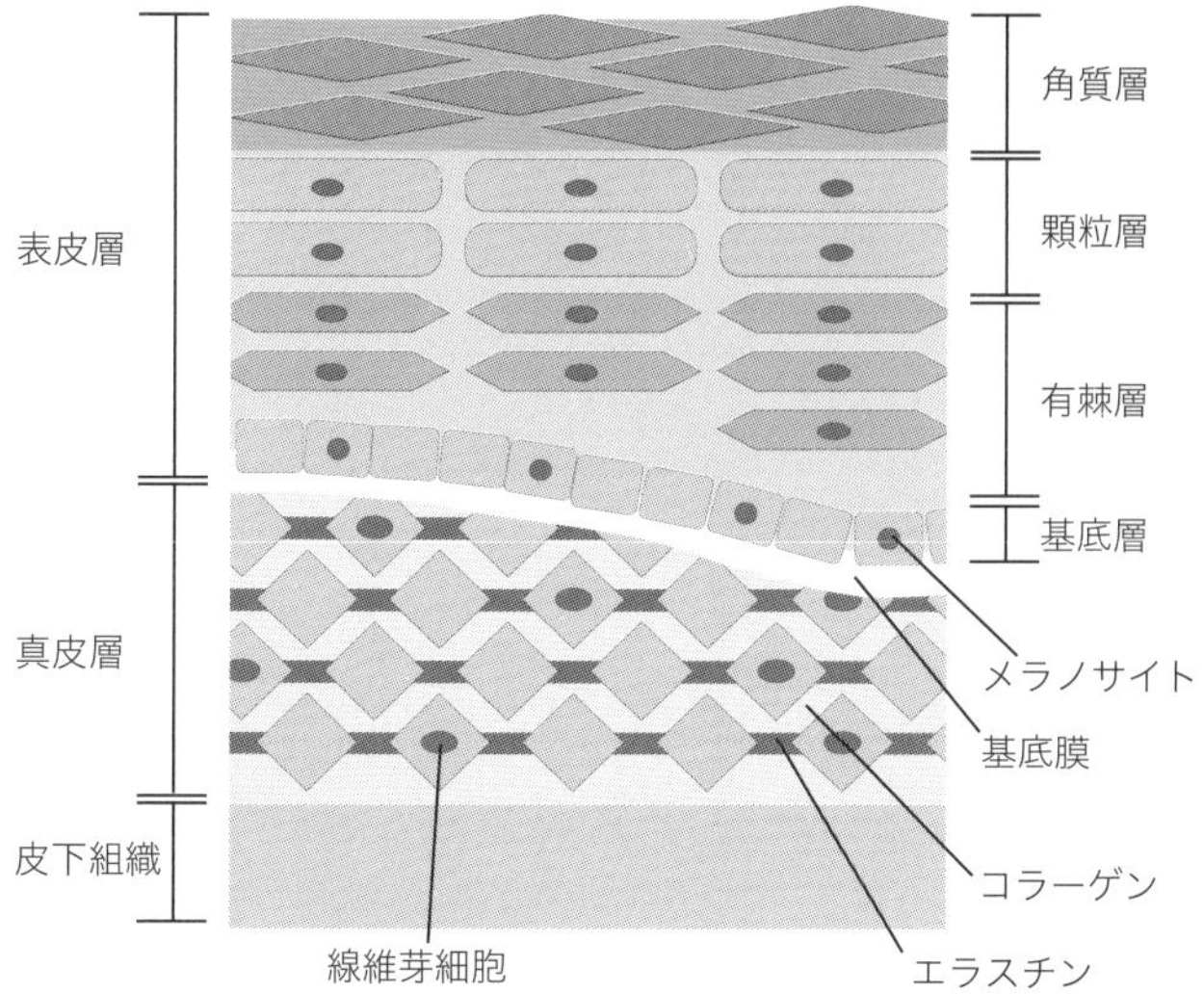

接、表皮に運ばれます。

　もし、毛細血管が表皮まで届いていたらどうなるのか？新たな細胞が生まれ、表皮の細胞の死滅が進まず、剥がれ落ちることなく肌が厚くなる――つまり、生まれ変わりが進まず、きめ細《こま》やかさやみずみずしさが失われるのです。

　このように、毛細血管が真皮までしか達していないという構造によって、肌の生まれ変わりのシステムが成り立っているのです。

シミ・しわ・たるみもゴースト血管が原因だった

私たちの顔を「老け顔」にしてしまうもの。それが、シミ・しわ・たるみです。シミがたったひとつあるだけで、何歳も老けて見えてしまいます。しわは老けただけではなく不機嫌にも見え、時に不幸にも見えます。そして、たるみは老けて、どこか疲れた印象を与えてしまいます。

これら老け顔の原因にも、毛細血管のゴースト化は深くかかわっています。

●シミ

身長170センチ、体重60キロの成人の肌の表面積を、デュボア公式（体重と身長のデータから人の体表面積を推算する公式）で計算すると約1・7平方メートル、およそ、たたみ1畳ほどの面積だといいます。そのなかで、顔や首、腕といった露出し

残ったメラニン色素がシミになる！

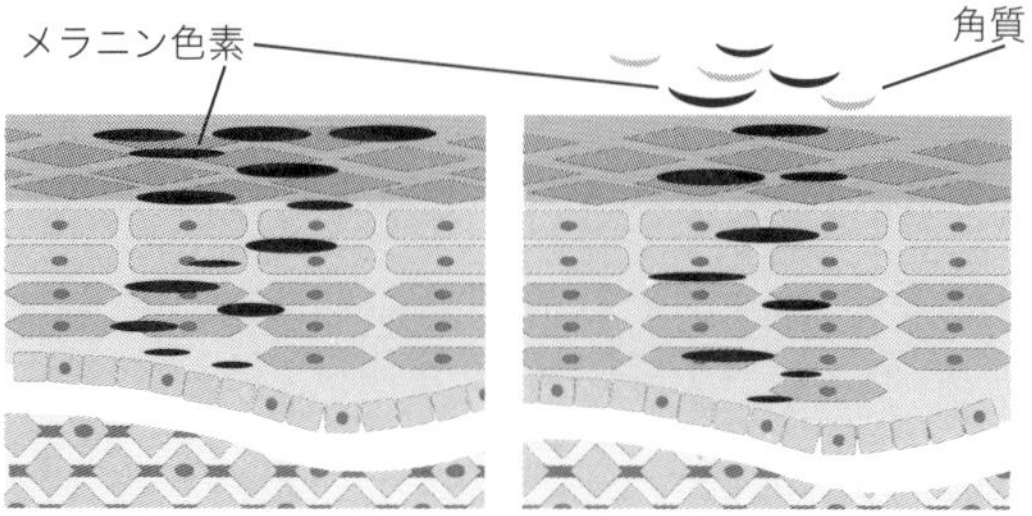

代謝が正常な肌（右）は古い角質とともにメラニン色素が排出されるが、代謝が悪い肌（左）は排出しきれずに残りシミになる

た部分が普段から受ける紫外線の量は、かなりのものとなるでしょう。

紫外線を浴びると、ビタミンDを産出させることができます。ビタミンDはカルシウムのバランスを整えるのを手伝い、骨の健康を保つといった働きをするビタミンですから、私たちにとって、紫外線を浴びることは不可欠なのです。しかし、過剰に浴びると、活性酸素が発生します。

表皮にある角質層は紫外線を反射させ、内部に侵入しないように紫外線の一部を吸収します。それでも、紫外線によって活性酸素が生み出され、皮膚の細胞を攻撃します。すると、表皮の最下部にある細胞メラノサイト（１４７ページ図参照）が活性化し、活性酸素による攻撃に対抗します。

このときメラニン色素を発生しますが、通常、メラニン色素は肌の新陳代謝によって排出され、一部は免疫細胞のマクロファージが食べて消失します。

ところが、毛細血管がゴースト化していると、老廃物が血管から漏れやすくなり、その回収もマクロファージがします。そういった状況で紫外線を過剰に浴びると、マクロファージは老廃物の回収に忙しく、メラニン色素に対する作用が追いつかなくなります。そして、処理されなかったメラニン色素が、シミとなって肌の表面に表れるのです。

●しわ

肌の真皮部分（147ページ図参照）にはコラーゲン、エラスチンといったタンパク質や、肌の水分を保つヒアルロン酸をつくり出す線維芽細胞《せんいがさいぼう》があります。肌のはりや弾力のもととなるコラーゲンは、2〜6年をかけて新陳代謝が行われますが、その新陳代謝の力も加齢とともに衰えていきます。

毛細血管がゴースト化してしまうと線維芽細胞に酸素や栄養が届けられなくなり、

コラーゲンの生成が滞《とどこお》ってしまいます。このように加齢による新陳代謝の低下に拍車がかかり、しわが増えてしまうのです。

●たるみ

線維芽細胞がつくるタンパク質のエラスチンは、コラーゲンを結びつける繊維状のタンパク質です。毛細血管がゴースト化すると、コラーゲンにくわえエラスチンにも酸素や栄養素が届けられません。すると、これらは減少し代謝も進まなくなり、たるみの原因となります。

また、真皮部分にある毛細血管は水分や老廃物を排出しますが、老廃物の量が多いと、その一部はリンパ管を経由し、静脈から動脈、腎臓へと運ばれ体外に排出されます。

健康な毛細血管ならば、リンパ管を経由する排出の負担もさほどではありません。しかし、毛細血管がゴースト化していると、水分や老廃物が過剰に漏れ出しているので、リンパ管の働きをくわえても排出しきれず、水分や老廃物が滞り、たるみやむくみを招いてしまうのです。

毛細血管の劣化が招く薄毛
脱ゴースト化で髪の毛を健康に

肌と同様に、年齢を感じさせるものに髪の毛があります。なかでも薄毛は男女を問わず悩みの種です。

薄毛の原因は、女性ホルモンの減少、ストレスや不規則な食生活など諸説ありますが、その一因として、近年になって毛細血管との関連性が、指摘されるようになりました。

髪は地肌から出ている部分を毛幹《もうかん》、地肌のなかにある部分を毛根《もうこん》と呼び、毛根は毛包《もうほう》に包まれています。毛包は毛根を保護する組織で毛が伸びる通路であり、その周囲には毛細血管がはりめぐらされています。そこから、髪の毛の成長に必要な酸素や栄養素が、供給されているのです。

毛根には毛母細胞《もうぼさいぼう》という髪の毛をつくる細胞が、毛乳頭《もうにゅうとう》という組織を包むように存

あなたの薄毛はゴースト血管が原因!?

毛細血管がゴースト化すると……

＝

酸素や栄養素の供給が滞る

発毛因子（成長因子）が送られなくなる

＝

↓

毛根が細くなり脱毛してしまう！

在しています。毛母細胞は毛乳頭から毛細血管を通して酸素や栄養素を吸収し、毛母細胞が活発に分裂、増殖することによって髪の毛をつくっていきます。これが、髪の毛が伸びる仕組みです。

もし、これらの毛細血管がゴースト化してしまったら、髪の毛が成長するための酸素や栄養素の供給が滞り、毛根が細くなり、髪の毛が抜けてしまいます。

また、近年になって「バルジ領域」と呼ばれる場所が発見されました。

バルジ領域は毛根よりも表皮に近い場所にあり、その領域にある幹細胞《かんさいぼう》（発生や組織の再生などを担う細胞）が、アンジオクラインシグナ

毛細血管は髪の毛の成長にかかわる

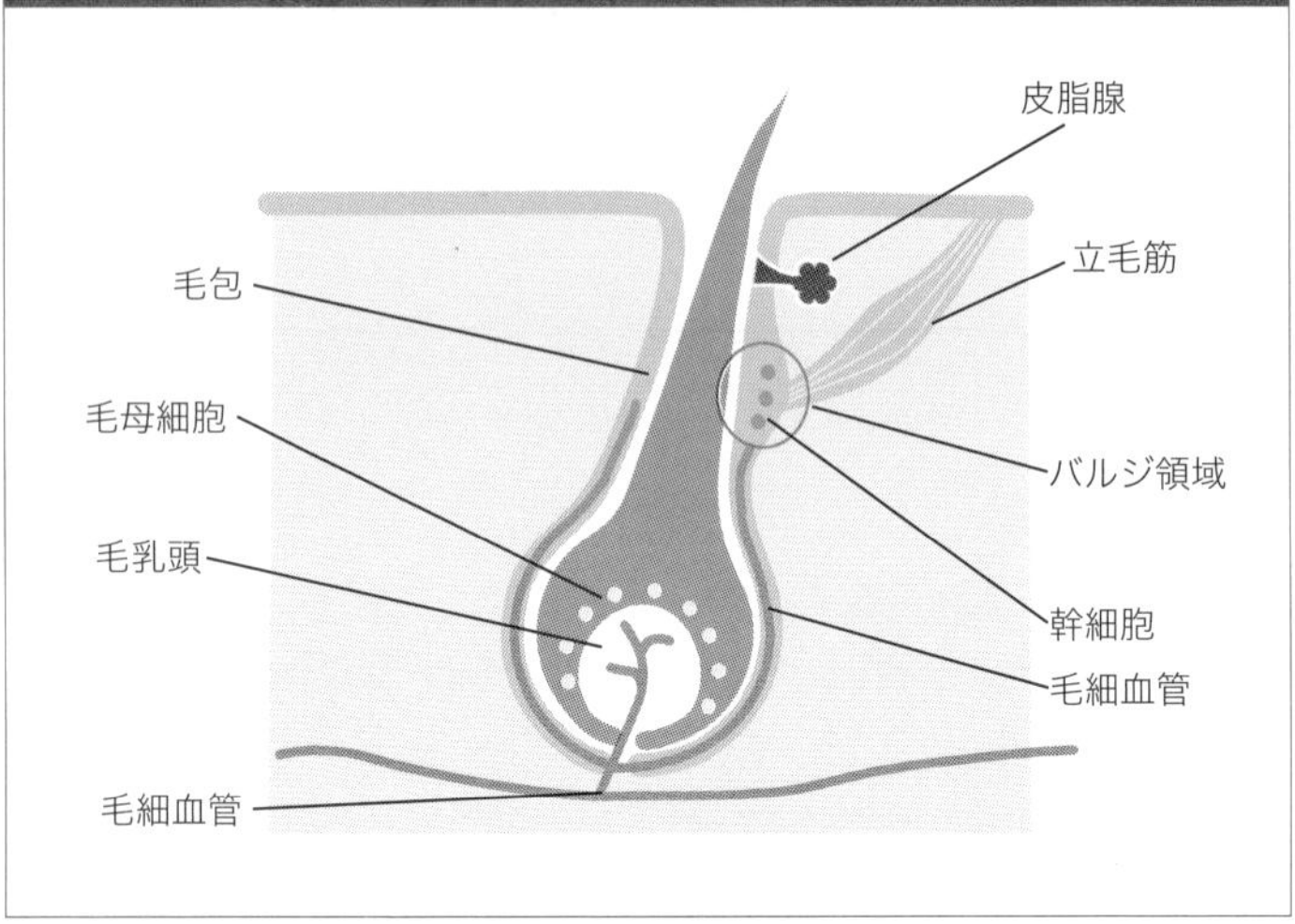

ル、すなわち発毛因子（成長因子）を送っていることがわかったのです。

いわば、「発毛の司令塔」ともいえるのが幹細胞で、これも毛細血管によってらせん状に包まれ守られています。

幹細胞の毛細血管がゴースト化してしまうと、発毛のシステムに支障が起きて毛包が枯《か》れてしまい、最終的には脱毛してしまうわけです。

このように、毛細血管は髪の毛の成長を支えています。毛細血管を活性化させることは、髪の毛の健康を維持することにつながるのです。

●おわりに

「生活処方」を取り入れて薬に頼らない健康づくり

最後まで、本書をお読みいただき、大変ありがとうございました。なるべく平易な言葉を選んだつもりですが、医学的な専門用語も多く、とまどった方もいらっしゃったと思います。

私は、がん治療薬を効率よく、がん組織に届ける方法の開発のために、組織に酸素や養分、そして薬を届ける役割を果たす、毛細血管の研究を行ってきました。その過程で、がん組織の血管と、加齢や劣悪な生活習慣によって障害を受けている毛細血管は、ともに構造的に不安定(未成熟)で、無機能になっていることがわかってきました。

がん治療薬については、製薬企業の研究者との共同研究もあり、がん組織の血管を正常化する仕組みや、治療薬を効率よく送達する方法など、多くのことがわかってきました。そして、それほど遠くない将来、正常な組織に影響がない、できるだけ副作用が少ない治療法を、可能にできるのではないかと考えています。

いっぽう、治療薬の研究と並行して思案したのが、「加齢や生活習慣からくる、毛細血管のゴースト化の改善ために、何ができるだろうか?」ということであり、行きついたのが「生活処方」でした。

毛細血管のゴースト化は、疾病《しっぺい》を「不具合」として自覚し、病院での診断や薬を必要とする以前から進んでいます。しかし、病気としての診断がなされていない、いわゆる「未病」の段階では、治療薬は処方されません。それでも加齢や生活習慣によって少なからずゴースト血管が増え、「未病」から「病気」に進行していく危険性があります。ですから、未病の段階で治療薬ではなく、「生活処方」が必要になってくるのです。

本書では、そのような生活処方として、食事・運動・自律神経の調整について解説しました。未病から健全な状態に回復させる、あるいは病気と診断されても、それ以上進行させないために、本書を活用していただければと思っております。

今、日本では、「人生100年時代」といわれています。人が100歳まで元気でいるためには、薬に頼らない、生活処方による健康づくりが必要です。

また、現在では、指先の毛細血管を顕微鏡で観察することでしか、その状態を判断できません。しかし、これらに関する技術も進歩しており、将来、スマートフォンやパソコンと連携して、毛細血管の状態をチェックできる時代がくるかもしれません。

そうなると、毛細血管をとおしての健康づくりが、もっと身近になることでしょう。

そして、これからも、私は毛細血管の基礎医学的な研究をとおして、ゴースト血管の可視化方法の発展と、多くの人々の「健康長寿」に貢献していきたいと考えています。

2020年7月

大阪大学微生物病研究所情報伝達分野教授　髙倉伸幸

◆参考資料◆

① Montagna Wら、J Invest Dermatol.1979;73:47-53.
② Takakura N ら Cell 2000, Yamada ら Blood 2002, J Exp Med 2006ほか多数
③ Takakura N らImmunity 1998
④ Augustin HGら、Nat Rev Mol Cell Biol.2009;10:165-77.
⑤ 澤根美加ら、日本化粧品技術者会誌2012年46巻3号p.188-193
⑥ 大戸信明ら、Aroma Research 2015年15巻2号、144-145
⑦ Bell RDら、Neuron.2010;68:409-427.
⑧ Hasegawa Yら、Circulation.2012;125:1122-1133.
⑨ Kusumbe APら、Nature.2014;507:323-328.
⑩ Takara らCell Reports 2017, Eino らCancer Reserch 2018

◆参考文献と参考ＨＰ◆

『自律神経を整える「1日30秒」トレーニング』（小林弘幸 著・末武信宏 監修／イースト・プレス）
『「ゴースト血管」に効く！ 1分かかと上げ下げ』（伊賀瀬道也 著／河出書房新社）
『シナモン・メソッド』（髙倉伸幸 監修／角川SSコミュニケーションズ）
『病気にならない老化を防ぐ 血管マッサージ』（妹尾左知丸 著／ベストセラーズ）
『もむだけで血管は若返る』（井上正康 著／PHP研究所）
『100歳まで元気に歩く！ 正しい歩き方』（洋泉社）
『やってはいけないウォーキング』（青柳幸利 著／SBクリエイティブ）
『正しいウォーキングの始め方』（中野ジェームズ修一 著／大和書房）
『100歳まで動ける「おはよう」あとのしゃっきり！ 体操』（中野ジェームズ修一 著／ポプラ社）
「山形おきたま伝統野菜 うこぎ博物館」（http://www.oshoshina.net/ukogi/）

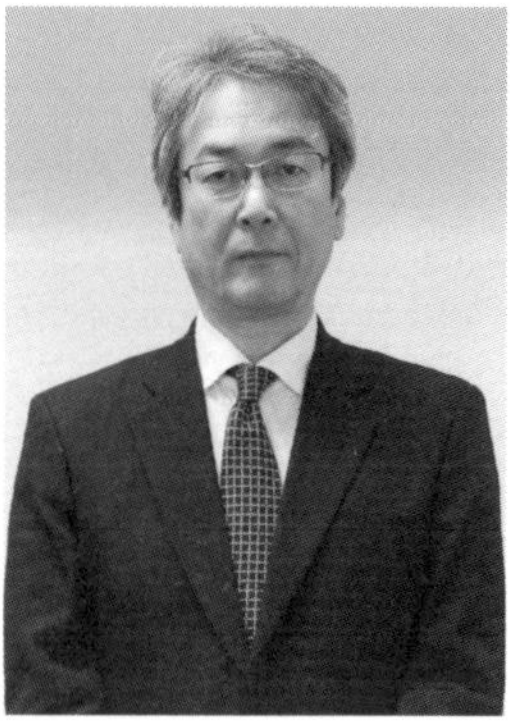

高倉伸幸（たかくら・のぶゆき）

1962年生まれ。大阪大学微生物病研究所情報伝達分野教授。1988年、三重大学医学部卒。血液内科医として臨床に従事。その後、画期的ながん治療薬および組織再生療法の開発をめざして基礎研究に入る。1997年、京都大学大学院医学研究科博士課程修了、医学博士。熊本大学医学部にて助手・助教授を経て、2001年～2006年まで金沢大学がん研究所教授。2006年より現職。日本血管生物医学会理事（2014～2018年・理事長）、大阪大学大学院医学系研究科・組織再構築学講座教授、大阪大学免疫学フロンティア研究所教授を兼ねる。「NHKスペシャル」「あさイチ」（ともにNHK）、「羽鳥慎一モーニングショー」（テレビ朝日）ほかに出演。「ゴースト血管」に警鐘を鳴らし、その命名者でもある研究の第一人者。著書に『ゴースト血管をつくらない33のメソッド』（毎日新聞出版）などがある。

「毛細血管《もうさいけっかん》」を鍛《きた》えて
免疫力《めんえきりょく》を上《あ》げ
病気《びょうき》を防《ふせ》ぐ

2020年8月11日　　初版第1刷発行

著者　髙倉伸幸《たかくらのぶゆき》
発行人　山口康夫
発行　株式会社エムディエヌコーポレーション
〒101-0051　東京都千代田区神田神保町一丁目105番地
https://books.MdN.co.jp/
発売　株式会社インプレス
〒101-0051　東京都千代田区神田神保町一丁目105番地
印刷・製本　中央精版印刷株式会社

カスタマーセンター

造本には万全を期しておりますが、万一、落丁・乱丁などがございましたら、送料小社負担にてお取り替えいたします。お手数ですが、カスタマーセンターまでご返送ください。

落丁・乱丁本などのご返送先

〒101-0051　東京都千代田区神田神保町一丁目105番地
株式会社エムディエヌコーポレーション カスタマーセンター　TEL：03-4334-2915

書店・販売店のご注文受付

株式会社インプレス　受注センター　TEL：048-449-8040／FAX：048-449-8041

●内容に関するお問い合わせ先

株式会社エムディエヌコーポレーション カスタマーセンター メール窓口info@MdN.co.jp

本書の内容に関するご質問は、Eメールのみの受付となります。メールの件名は「毛細血管を鍛えて免疫力を上げ病気を防ぐ　質問係」とお書きください。電話やFAX、郵便でのご質問にはお答えできません。ご質問の内容によりましては、しばらくお時間をいただく場合がございます。また、本書の範囲を超えるご質問に関しましてはお答えいたしかねますので、あらかじめご了承ください。

ISBN 978-4-295-20017-8　C0030